DU CHOLÉRA ÉPIDÉMIQUE

DIT ASIATIQUE.

Observé dans la ville d'Arles , en Provence , en 1832 , 1835 ,
1837 et 1849.

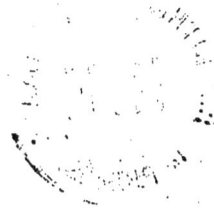

DU CHOLÉRA ÉPIDÉMIQUE

DIT ASIATIQUE,

Observé dans la Ville d'Arles, en Provence, en 1832, 1835, 1837 et 1849,

AVEC DES OBSERVATIONS CLINIQUES IMPORTANTES,

D'après l'histoire particulière de cette Maladie, sous le rapport de son invasion et de sa durée à diverses époques, comme sous celui des causes prédisposantes et occasionnelles,

SUIVIES

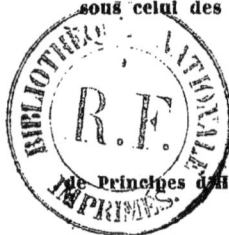

D'UN COURT TRAITÉ

de Principes d'hygiène privée, et des Moyens thérapeutiques pour s'en préserver.

Par F. MARTIN,

Ancien Officier de santé, Aide-major des armées d'Espagne et d'Italie sous l'empire et Médecin en chef de l'Hôtel-Dieu.

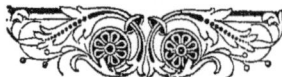

ARLES,

Imprimerie de J. CERF, rue du Sauvage, 7.

1850

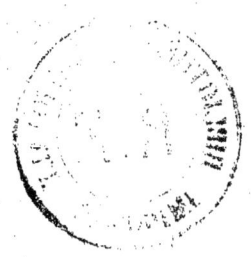

Prolégomènes.

—

Depuis 1832, les journaux font mention des voyages aériens que fait le choléra de l'Inde ; il menace
de devenir endémique en Europe. Ce qui étonne
le plus les savans observateurs, c'est la prodigieuse
extension du choléra ; une très-petite partie du
globe ayant été jusqu'à présent épargnée par lui.

Il a plusieurs fois éclaté à Londres d'où il avait
disparu, et où il est revenu cette année 1849. En
1832, il fit son apparition à Paris ; en 1834 et 1835
il y retourna. Cette année 1849 il y a fait, et par sa
recrudescence y fait encore de nombreuses victimes.
Il s'est étendu sur plusieurs points de la France où
il fait de grands ravages, et menace de l'envahir.

Le département des Bouches-du-Rhône en est
atteint ; Marseille a été la première , Arles l'a reçu
pour la quatrième fois. L'émigration est forte dans
ces deux villes tant l'anxiété a été grande par le souvenir des malheurs que les habitants ont déjà
éprouvés. Ils se jettent pêle-mêle dans les campa-

gnes pour y séjourner pendant le temps de sa durée, que chacun a calculé approximativement d'après celle des épidémies précédentes.

Cet opuscule a été fait en 1837, conservé comme un souvenir des malheurs épidémiques de notre cité, et jeté dans un tiroir, sans lui accorder la moindre valeur pour la science, croyant qu'il ne serait d'aucune utilité aux populations, par rapport à l'éloignement du fléau. Mais j'ai pensé qu'il était convenable de l'en tirer, et de lui donner la publicité nécessaire, laissant aux hommes de la science médicale, et à la partie lettrée de la société, de juger de son mérite s'il en a ; ne mettant d'ailleurs aucun orgueil à un travail aussi simple, mais qui, sous le rapport de l'observation, peut être d'une certaine valeur.

Le produit de la semence physiologico-pathologique que j'ai récolté, d'après les faits que j'expose, n'est pas sorti de mon imagination. J'ai seulement mis à profit les remarques, et le traitement rationnel que les meilleurs pratriciens nous ont indiqués, tout en émettant mes opinions sur cette épidémie.

Quoique datant d'une époque déja reculée, j'ai cru à propos de présenter cet aperçu sans y rien changer. Depuis on a préconisé diverses autres préparations pharmaceutiques que je me réserve de passer par le creuset de l'expérience, puisque nous avons encore, malheureusement, l'occasion de le faire.

Le choléra vint frapper la ville d'Arles le 16 septembre 1832, et en 1835 le 17 juillet. Les caractères morbides furent si différents que l'histoire de cette épidémie ne peut qu'exciter la curiosité du public, et de mes jeunes confrères.

A la fin d'août 1837, ses ravages furent moindres. La maladie ne présenta pas moins les mêmes phénomènes rapides et dangereux des années précédentes; elle fut seulement moins meurtrière.

Cette année 1849 elle paraît coïncider avec celle de 1837, elle ne s'étend pas plus, mais on observe une intensité plus forte, elle écrase si on néglige les secours médicaux de la 1re et 2me période, auxquels elle cède plus facilement.

Dans ma pratique médicale en ville, comme à l'Hôtel-Dieu où j'ai dirigé le service dans ce temps de calamités, et où je le dirige encore aujourd'hui, je me suis toujours attaché à l'intelligence des faits, en adoptant une médecine rationnelle au lit du malade, d'après le climat, la localité, la saison, l'âge, le sexe, l'idiosyncrasie quand j'ai pu la distinguer au milieu des phénomènes morbides, et la manière de vivre des individus.

Je me suis éloigné, tant que j'ai pu, de l'écueil des hypothèses, en rejetant toutes les méthodes exclusives; j'ai admis autant de variétés possibles, d'après les diverses périodes de la maladie, dans les ressources que la thérapeutique peut fournir à l'art de guérir, attachées aux modifications qui exigent les efforts de la nature d'après l'état de chaque sujet, ayant toujours pensé que dans tous les cas de maladies, le médecin ne saurait être autre que son médiateur.

Cette manière de juger les anomalies de quelque nature qu'elles soient, me semble embrasser les conditions d'une méthode qui seule paraît posséder toutes les ressources, d'après les progrès que la science a faits, avec les secours que l'anatomie, la physiologie, la pathologie et la thérapeutique, n'ont cessé de lui fournir, depuis Hypocrate jusqu'à nos jours. Elle trouve l'a-propos de l'indication des préceptes médicaux dans toutes les maladies au lit du malade, et renverse l'édifice empérique qui, assez souvent, a eu l'adresse de se glisser dans le monde médical sous le masque de l'éclitisme.

Il est donc du devoir du médecin, de s'asseoir tranquillement sur les bords du torrent cholérique, pour y méditer, sans se laisser ébranler dans aucun cas, chacun dans les lieux où les circonstances de la vie l'ont placé pour y exercer sa profession, afin d'y répandre ses observations particulières sur l'état des malades qui lui ont été confiés.

C'est la tâche que je me suis imposée ; et que je vais faire en sorte de remplir, dans la seule intention d'être de quelque utilité à la société.

On s'est demandé souvent pendant les temps où le choléra ravageait les villes et les villages : — il n'y a donc pas de remèdes contre cette cruelle maladies ? le médecin n'en trouve donc pas ?

Je réponds à ces questions, que d'après mes observations pratiques, et l'histoire générale du fléau que nous avons traversé, et sous l'empire duquel nous sommes encore au moment où je trace ces lignes, les moyens qui constituent l'hygiène publique, et l'hygiène privée , — la fuite loin du lieu, où il est descendu — l'habitation de la campagne dans des lieux secs et aérés préservent le plus grand nombre. Qu'on ajoute à cela, l'application des ressources thérapeutiques, appartenant au domaine de la prophilaxie, appliquées par une saine doctrine et on aura des raisons suffisantes, pour faire taire les raisonneurs. Je renvoie le lecteur à la fin de mon opuscule.

Il est inutile d'entrer dans les détails de la symptomatologie redoutable de cette maladie, si ce n'est au lit du malade. Ce qui est positif, et nécessaire de bien constater, c'est que dans son apogée elle survient tout à coup, souvent sans signes précurseurs ; elle irrite et corrode la membrane muqueuse du canal digestif ; par sa marche active elle frappe l'individu comme la foudre.

Cette année elle présente plus d'intensité ; tandis que dans les années précédentes, l'état cholérique durait depuis plusieurs heures jusqu'à plusieurs jours ; elle embrasse un cercle plus étendu.

Parmi les causes les plus redoutables , ce sont toutes celles qui sont susceptibles d'irriter directement ou indirectement l'estomac et l'intestin colon. C'est pour cela, que les médecins recommandent l'hygiène privée.

Le choléra est endémique dans les pays chauds, et surtout aux Indes Orientales , il a été décrit

par Hypocrate, Galien, Raillou, Hoffman, Sydet-
nham en 1669, et 1676, époque où il régna épidé-
miquement.

Les idées fausses qu'on s'est faites dans ces derniers temps de la nature du choléra, à raison de sa
violence, ont exercé la plus fâcheuse influence sur
le traitement de cette maladie.

La division des périodes, qui sont bien caractéri-
sées, assurent tout le succès possible aux praticiens.
C'est une base, dont on ne saurait s'écarter, sans
commettre des contre-indications qui deviendraient
funestes. L'expérience m'a démontré, qu'à la première et à la seconde période la médecine rationnelle a toujours triomphé.

La science médicale doit aussi avoir un principal
but; c'est celui de prévenir les maladies sans chercher à discuter des hypothèses qui empêchent toujours de pénétrer l'essence d'une épidémie, et
d'en apprécier les résultats. Voilà ce qui rend et
rendra la science conjecturale, tant qu'on quit-
tera la voie tracée par les maîtres de l'art qui
se sont appuyés sur l'expérience.

Car, à quoi bon suivre le choléra à travers les
pays qu'il a parcouru, qu'il parcourt, et qu'il par-
courra? à quoi bon de calculer sa vitesse, de
chercher à connaître son essence et sa source?

Ce que nous devons constater, c'est qu'il frappe
sans aucune distinction de sexe, d'âge, de race,
et de localités, dans quelle saison que ce soit, des
individus jeunes et robustes.

La forme asiatique qu'il a empruntée en frappant l'Europe, et qu'on est convenu généralement

de lui donner, a paru de la même manière spontanément en tous lieux ; et on dirait qu'il se plaît, en jouant ce rôle destructeur que la providence lui a imprimé, à détruire par un agent inconnu, délétère, dont l'action est constante, à compromettre l'état entier social, agissant subitement par la destruction de l'équilibre des fonctions principales de la vie.

Ainsi que dans les autres épidémies dont nous avons été témoin, l'agent destructeur produit ses effets qui constatent sa présence. Voilà ce que nous ont aussi appris nos prédécesseurs, et ce que nous éprouvons à notre tour.

Admettons que son essence est dûe à des gaz délétères échappés d'un foyer endémique de la peste, provenant de la décomposition organique, fournis par une ou plusieurs contrées marécageuses, portés dans l'atmosphère et poussés çà et là par les vents ; que si ces miasmes ne donnent pas les maladies contagieuses, c'est qu'ils sont modifiés par l'air qui est chargé des miasmes voyageurs qui, sans doute, en modifie singulièrement l'action délétère, enfin qu'ils peuvent être aussi importés par des masses d'individus d'un endroit à d'autres, partis des lieux infectés.

Le caractère primitif peut, d'après ces réflexions, être entretenu chaque année, et transporté au loin. C'est une hypothèse, me dira-t-on ; je crois que c'est une réalité sur laquelle on peut établir un système par la concordance des faits dont l'Europe est témoin, surtout la France depuis 1832.

Quant à l'existence des animalcules dans l'air,

comme cause directe du choléra, c'est une idée
qui a occupé des auteurs anciens et modernes. Dans
ces derniers temps, on cite dans la médicale Ga-
zette les docteurs Brillau, Swarne et Queke. Je
n'en rejete pas la valeur, mais jusqu'à présent, elle
n'est pas justifiée. Inutile, encore une fois, de chercher à enlever le voile impénétrable qui nous cache
la composition ou la véritable nature de l'élément
septique du choléra.

Où le choléra a-t-il véritablement pris naissance,
et d'où nous est-il venu? On est assez d'accord
pour le désigner, comme étant une maladie pestilentielle, originaire des Indes Orientales. M. Mor-
reau de Jonnes, nous a dit qu'il émanait du delta du
Gange, sous le 23me parallèle septentrional, appartenant aux régions tropicales. Recevons cette instruction, et disons : que cela soit, ou qu'il émane
d'une autre partie du globe, peu importe, il n'est
pas moins vrai, que toutes les localités quelles
qu'elles soient, doivent être sous les mêmes conditions délétères. Ainsi, voici celles que présente ce
lieu désigné.

Le delta comme toutes les terres d'alluvion est
chargé de destructions d'animaux ; il est sous la
double influence de l'inondation périodique ; une
chaleur forte du soleil y développe des miasmes
plus ou moins dangereux. On y observe des maladies ordinaires aux pays d'alluvion et aux climats
ardents. Les fièvres de marais et la dyssenterie y
sont épidémiques.

Si le choléra est dû à un principe vénéneux, mêlé à l'air atmosphérique, comment voulez-vous qu'on le rende plus explicite? si ce n'est que ce principe délétère est dû, à son tour, aux vapeurs et gaz chargés plus ou moins de matières animales dans un état de division extrême, qui favorisent singulièrement ses combinaisons avec les agents du dehors. Ce qui suffit pour vicier l'air au point que l'atmosphère en est chargé; ces exhalaisons prennent nécessairement un caractère propre à foudroyer les sujets qui se trouvent exposés à leur action, d'après leur idiosyncrasie acquise, et ces sujets dont les hardes et les vêtements sont imprégnés de cet air malfaisant, doivent indubitablement le transmettre dans tous les lieux qu'ils parcourent dans leur fuite ou dans leurs voyages, pour affaires de commerce. Donc, l'importation peut se faire de deux manières, par l'air et par les individus. On peut très-bien suivre la marche du choléra par celle des armées, l'expérience l'a constaté, ainsi que par l'arrivée des bâtiments de mer, ou autres navires chargés dans les ports des villes où le choléra existe.

Cette dernière observation nous suggère une idée pour détruire la propagation du miasme, qui par la suite, quand l'Europe sera pacifiée sera sans doute saisie et mise en pratique plutôt que celle d'un congrès sanitaire, qui présente une montagne trop élevée à gravir, c'est celle d'établir des cordons dans toute la circonférence des lieux reconnus d'origine miasmatique, et d'établir des lois sanitaires dans les ports de l'Europe, assez sévères pour empêcher toute espèce d'importation. Les malheurs que l'Europe a à déplorer ne sont peut-être dûs qu'au relâchement qu'on a apporté pour favoriser le commerce.

D'autre part il faut que les vapeurs qui se sont détachées du foyer d'où elles émanent, aient été portées à un certain degré de concentration pour frapper aussi subitement de destruction, quiconque par sa manière de vivre, entre immédiatement dans leur sphère d'activité ; ce qui s'observe encore plus quand l'atmosphère se trouve chargé d'humidité.

Dans des temps où on observe un degré assez élevé de chaleur, cette condition atmosphérique augmente l'activité de cette espèce de miasme, qui est alors dissous par elle, et tend à se déposer à la surface de tous les corps, et de s'y imprégner.

Dans toute la France, il n'est peut-être pas un pays qui ait présenté plus d'analogie avec ceux dont je viens de parler que le nôtre. Arles, entourée de marais d'une part, et baignée par le Rhône de l'autre, fut une ville presque déserte. Ce n'a été qu'à l'époque où le canal de Bouc a été terminé que nous avons pu estimer le bienfait des dessèchements. A présent que nos marais sont fertilisés par des travaux d'agriculture, notre population a considérablement augmenté et augmente chaque année ; car on fuyait jadis notre ville parce qu'on la considérait comme le foyer des fièvres typhoïdes, et le voyageur n'y faisait qu'y passer en tremblant. Chez nous

aussi, on ressentait anciennement l'effet du déga-
gement méphitique de la corruption qui moissonnait
les habitans. Aujourd'hui il n'en est plus ainsi. La
civilisation ayant fait son entrée dans notre ville, y
a apporté la culture qui a assaini notre territoire.
Il en serait de même si l'Europe coalisée pouvait
faire parvenir les mêmes avantages dans les contrées
marécageuses des parties du globe désignées comme
les foyers de ces miasmes destructeurs, par le moyen
des congrès sanitaires.

Voici sous quel rapport on doit reconnaître cette
analogie.

Puisqu'il est prouvé et démontré que le choléra
émane des lieux insalubres, est-ce que nous n'avions
pas aussi le choléra sporadique? Est-ce que les
fièvres intermittentes et remittentes épidémiques
dans le temps où nos marais n'étaient pas desséchés,
ne détruisaient pas notre population? Est-ce que l'action constante de l'eau, de l'air sous un soleil ardent
pendant la saison de l'été ne développait pas les
germes de corruption des végétaux et des nombreux
insectes? Est-ce que le miasme ne s'amoncelait pas
et ne s'abattait pas sur tout notre territoire et la
ville d'Arles, sous la forme de brouillards, sous
l'empire d'actions inconnues, par la chaleur, l'humidité, l'électricité, l'air, la pression atmosphérique, qui forment autant de causes destructives?
Enfin, nous devons convenir que nous possédions
tous les phénomènes si obscurs qui paraissent enve-
lopper l'origine du choléra. Du moins, les savans
qui ont étudié notre situation ancienne, disent que
nos contrées marchaient avec la même identité que

celle des pays marécageux des Indes, quoique moins abondantes en produits délétères. Cette différence ne peut d'ailleurs s'établir que sur l'étendue des localités, d'après l'aveu sincère des observateurs.

Si cette comparaison est exacte, et je l'admets, eu égard à l'avantage que nous a procuré le dessèchement qui nous a débarrassé, on peut dire complètement, des miasmes marécageux qui, chaque année, décimaient notre population, il sera démontré que si dans les pays marécageux, quels qu'ils soient, d'où émane le choléra on opérait les mêmes travaux, cette épidémie disparaîtrait du globe. Il nous convient de nous arrêter là, et sans défendre tel ou tel système tous fondés sur des hypothèses plus ou moins absurdes, plus ou moins raisonnables, tâchons de notre côté de donner au public les moyens de s'en garantir, laissant à la médecine rationnelle le soin d'anéantir les effets morbides selon les diverses périodes qu'on remarque dans la marche destructive du choléra. Car, une fois l'équilibre des fonctions organiques animales troublées par son action envahissante, la destruction se déclare avec une rapidité qui ébranle l'âme la plus courageuse, et la dispose par cela même à courir les mêmes dangers, les forces vitales étant compromises.

Éloignons donc la prédisposition à en être atteint, afin que la violence du mal soit moins forte. Par-là la médecine pourra la combattre plus facilement. La bénignité remplacera la gravité chez tous les sujets faibles, comme chez ceux que la nature aura doué d'une forte organisation. Il est démontré que quelle que soit la source de ce miasme, que quelle que soit la surface sur laquelle il agit, celle du poumon ou des voies digestives, il existe des inflammations internes au plus haut degré; et quoi-que différent du miasme contagieux qui se développe dans le typhus, la peste, la fièvre jaune, qui naissent au milieu des rassemblemens nombreux des malades dans un local fermé, il n'en est pas moins redoutable. Tout en parcourant ses pério-des, il est évident qu'il est revêche à la troi-sième d'après les prédominances de l'organisation spéciale. A la fin de cet opuscule, j'ai établi la pro-philaxie de cette maladie ; on y trouvera après l'hy-giène privée dans laquelle je fais entrer l'aspira-tion d'un antiseptique, tous les moyens thérapeu-tiques indiqués par l'art de guérir pour combattre ses prodromes.

Je ne saurais terminer sans faire observer que le le sang veineux reçoit immédiatement toutes les matières qui passent dans les intestins, dans le tissu cellulaire, à la surface des membranes séreuses ; que sa composition doit varier en raison des substan-ces que l'absorption y introduit. Je ne parlerai pas des parties constituantes que l'analyse y a trouvées, parce que l'analyse comparative exacte du sang vei-neux et du sang artériel n'est pas exacte. Mais j'obser-verai que tout ce qu'on sait de positif, c'est que le sang artériel contient les matières de tous les orga-nes dont l'analyse peut y démontrer l'existence : et que le sang veineux l'emporte sur le sang artériel par

la capacité des veines, supérieure à celle des artères;
le sang veineux recevant une foule de matériaux de
dehors. D'après cela, je dois conclure que si les altérations que le sang peut subir dans les maladies
sont inconnues, et que dans le choléra elles aient
lieu pour le sang veineux et pour le sang artériel,
quand la respiration se trouve dérangée de son
rythme normal, nous devons fixer toute notre attention pratique à diriger, contre l'introduction
dans l'acte respiratoire, un antidote qui neutralise
son action délétère, dont le monde doit faire usage,
par la raison que tous les habitans d'une ville ou
village où l'épidémie cholérique aura fait son apparition, tous les sujets indistinctement, éprouveront
plus ou moins l'effet de son influence.

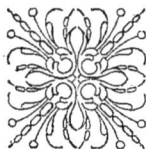

CHOLÉRA DE 1832,

avec prépondérance du caractère inflammatoire.

Cælum ipsum petimus stultitia neque
Per nostrum patimur scelus
Iracunda Jovem ponere fulmina
                    HOR. ode III.

Nous attaquons le ciel ; il n'est rien que l'on ose,
Et nous ne voulons pas que la foudre repose
Aux mains de Jupiter.
                    TRAD.

PREMIÈRE PARTIE.

Les phénomènes redoutables de cette épidémie ont été observés dans la ville d'Arles, qui fut la seule, cette année, frappée par le fléau, non-seulement du département, mais de tout le midi de la France, à dater du 16 septembre 1832.

Il ne survint pas tout d'un coup; nous observâmes des symptômes avant-coureurs de cette maladie avant qu'elle éclata.

Elle fut annoncée par une grande irritabilité de l'appareil digestif, quoique chez nous, chaque année, aux mois de juillet, août, septembre et octobre, les mêmes irritations se fassent sentir dans la plupart des maladies de cette époque.

Les chaleurs excessives jointes à une sécheresse de longue durée, l'hiver et le printemps ayant été très secs, et les chaleurs du jour qu'on observe dans nos contrées, alternant avec la fraîcheur des nuits, ont singulièrement favorisé sa présence. De grandes variations barométriques furent observées.

L'influence cholérique n'a pas été accrue par la présence des miasmes des marais qui avaient été, en grandes parties, desséchés et cultivés. Depuis plusieurs années le canal de Bouc avait admirablement contribué au dessèchement général des terres.

Une seule condition qui nous enlève l'étonnement d'avoir été frappé plus particulièrement par l'épidémie, consiste en ce que le miasme cholérique a trouvé chez nous, à cette époque, un aliment local provenant de la malpropreté de nos rues qui sont [d'ailleurs mal percées, et dont l'écoulage des eaux sales ne s'opérait qu'à l'aide de quelques conduits remplis d'immondices à leurs ouvertures, ce qui a été corrigé depuis par l'autorité locale.

Cette année, l'épidémie a respecté nos campagnes, même celles qui sont sous l'influence annuelle des miasmes des marais qui entourent encore notre territoire, et à cent mètres de nos vieux remparts dont il ne reste que quelques vestiges, on était sûr d'être à l'abri de l'action cholérique. Il est positif que les lieux proches de la ville, qui sont traversés par de larges canaux, ont nullement attesté sa présence, à plus forte raison les campagnes éloignées de la Crau, de la Camargue, du Plan-du-Bourg et du Trébon, dont l'étendue forme tout notre territoire.

Comment ces localités ont-elles été affranchies du

choléra? C'est sans doute, parce que dans Arles, l'air miasmatique qui s'y était affaissé, n'ayant pas été chassé comme à la campagne et dissipé dans les régions supérieures de l'atmosphère, s'y était trouvé enfermé dans nos murs. C'est alors que sa présence y a exercé ses terribles effets jusqu'à ce que les vents du nord (mistral, qui est très fort dans nos contrées), qui soufflèrent impétueusement un mois après son invasion, l'eurent dissipé et annulé.

On avait cru à la contagion. Cette idée fut bientôt renversée par l'observation. Elle nous avait été transmise par un médecin contagioniste de la ville de Marseille. Sa propre expérience des années suivantes dût lui montrer l'étendue de ses erreurs, et lui donner le regret d'avoir répandu un si grand effroi parmi nos concitoyens.

Dans ce moment les travaux du canal de Bouc à Arles étaient presque terminés, ainsi que je l'ai déjà observé, et notre ville se ressentait déjà du bon résultat du dessèchement de nos marais, dans la partie du levant, qui nous avaient tenu jusqu'alors sous une influence miasmatique annuelle, seule cause agissante des épidémies qui avaient ravagé notre pays à diverses époques. Nos observations nous portent à certifier que depuis 1831 les fièvres intermittentes sous tous les types, simples ou compliqués d'ataxie et d'adynamie, ont été fort rares.

Après nous être assurés de la manière dont le choléra devait sévir chez nous, en ce que les conditions qui peuvent le rendre contagieux dans d'autres lieux, n'existaient pas dans Arles, et persuadés que son élément miasmatique, qui avait été déposé dans nos murs, se trouverait éteint ou chassé hors de notre cité, nous ne nous occupâmes qu'à nous acquitter avec zèle de notre mandat; nous mîmes dans notre service la plus grande fermeté et le plus entier dévouement.

Néanmoins malgré nos efforts pour rassurer les esprits des habitans, le bruit d'empoisonnement s'étant répandu avec la rapidité de l'éclair, causa une émigration considérable; elle eut lieu à dater des premiers jours d'octobre. Le trouble était si grand dans les esprits, que nous pensâmes, avec raison, que ceux qui restaient dans la ville, allaient présenter un chiffre très grand de mortalité; et que, sans doute, parmi les émigrés, il y en aurait un certain nombre, qui étant déjà frappé avant leur éloignement du lieu où l'épidémie s'était établie, allaient mourir ça et là, dans les diverses propriétés situées autour de la ville. C'est ce qui arriva.

Par l'activité que nous employâmes, sur 800 malades, nous n'eûmes que 238 morts du choléra complet. Peut-être n'en eussions-nous pas tant perdus, si la pusillanimité inspirée à la population par des collègues étrangers qui affluèrent à Arles de toute part, pour leur instruction particulière, n'eût été une nouvelle cause prédisposante qui a entraîné la perte de beaucoup d'individus.

Arles redevint, ainsi que je l'ai déjà dit, par les vents du nord qui soufflèrent avec impétuosité, et pendant longtemps, en mi-novembre, ce qu'elle était au mois de juillet et d'août; et le choléra pestilentiel qui nous avait été signalé comme devant

venir endémique chez nous, nous quitta complètement.

Quelques temps après, nous apprîmes que les
côtes d'Espagne avaient été surprises par lui; et
qu'il y faisait un mal horrible dans toute son étendue.

Semblable à la brise qui souffle sur un point,
et ne souffle pas sur un autre, à quelques pas de
distance, le choléra, après s'être renfermé dans
nos rues et nos maisons, y séjourna et y suivit sa
marche subite, croissante et décroissante, comme
dans 'Paris et partout ailleurs. A la différence,
peut-être, qu'il s'y est trouvé restreint, de telle
sorte qu'avant de se dissiper, en parcourant les
divers quartiers de notre ville mal percée, il a
ravagé plus ou moins, selon qu'il a trouvé plus
d'alimens et de prédispositions chez les sujets.

C'est ainsi qu'on peut se rendre raison de ce que
dans une même rue, huit à dix maisons conti-
guës sur une même ligne, ont présenté, dans un
temps très-court, les exemples les plus affligeans.
Refoulé par le courant d'air sur un côté de rues,
là il a fortement agi, tandis que de l'autre côté
ses effets étaient insensibles.

J'observerai encore que cette année les hommes
qui travaillaient à terminer le canal de Bouc, au
milieu des marais échappèrent au choléra. Ce qui
nous porterait à croire qu'un miasme en modifie
un autre, même l'exhalaison forte de gaz de diverse
nature; ainsi, on constate qu'à Marseille l'exemption
la plus complète a eu lieu parmi les ouvriers des
raffineries de sucre, ceux employés aux fabriques

de savon, aux fabriques de soude factice, ainsi que les souffriers. Ce que je ne cite que pour venir à l'appui de mon assertion.

Phénomènes morbides généraux du Choléra asiatique.

L'histoire des symptômes qui accompagnent cette maladie fait établir un principe incontestable, qui repose sur les périodes qu'elle parcourt dans sa marche ; c'est d'après cette division que j'ai établi le mode de traitement.

Le premier but fut de chercher à empêcher l'effet de l'influence cholérique en établissant de suite une réaction salutaire à la peau et aux voies urinaires, et de chercher à l'y entretenir par des diaphorétiques puissants.

Autant il fut facile dans la première période, et même dans la seconde, d'atteindre ce but, soit en diminuant la phlogose générale, et en particulier celle de l'estomac qu'on a considéré avec raison comme le siége de l'affection primitive, soit en la détournant de cet organe ; autant il est difficile d'y parvenir dans la troisième période, qui dénote par l'algide forte et la cyanose, la coagulation du sang, depuis le cœur jusqu'aux dernières ramuscules artérielles et veineuses, avec endurcissement du tissu cellulaire remarquable, et la suspension urinaire complète.

Il faut ici employer une médication basée sur une médecine agissante dans toute la force de l'expression.

Première Période.

—

Invasion avec signes avant-coureurs, irritation.

Le malade éprouve un mouvement fébrile, annoncé par un frisson général, et de quelques minutes, suivi de plusieurs selles diarrhéïques, accompagnées ordinairement de coliques.

Il se plaint rarement alors, parce que les phénomènes dominans ne sont pas encore portés à un degré assez fort. A tel point qu'on en plaisante ; le malade ne faisant dépendre ce désordre que d'une mauvaise digestion qu'il croit lui être survenue par l'impression d'un air frais sur la peau, ou de l'usage des alimens indigestes dont il aurait fait usage ; ainsi qu'il survient, en temps ordinaire, dans le cours de la vie, même en toutes saisons.

———

Seconde Période.

—

Engourdissement, Concentration.

Ce degré succède bientôt à la première période, si on a négligé de la combattre.

Chez les uns, on remarque au bout de quelques heures seulement, à partir de l'invasion, une horripilation générale, suivie de vomissemens brusques, accompagnés de crampes douloureuses, et la rétention des urines ; chez les autres, une forte céphalalgie avec des crampes, suivie de selles copieuses diarrhéïques, souvent sanguinolentes. Chez les femmes, les symptômes hystériques viennent s'y joindre, toujours avec la sécrétion urinaire ralentie ou supprimée dans tous les cas. Ce dernier phénomène se distingue chez les sujets des deux sexes.

Quelques malades annoncèrent des crampes au tronc, mais en général, elles se firent sentir aux extrémités supérieures et inférieures, avec une douleur plus ou moins aiguë à l'épigastre.

Le pouls devient petit et fréquent, la dyssenterie, les anxiétés, la débilité générale, s'établissaient et s'accompagnaient ; la voix s'affaiblissait progressivement.

Pour peu de temps que cet état durât, c'est-à-dire au bout d'une demi-heure, d'une heure au plus, à cette situation venait se grouper une cyanose plus ou moins développée (toujours avec une douleur pongitive à la région précordiale) ; le mouvement du cœur devenait précipité, et n'était plus isochrone à celui de l'artère radiale qu'on commençait à sentir à peine.

Troisième Période.

Collapsus, convulsions, agonie.

A ce troisième degré la cyanose était horrible, elle était épouvantable ; et une algide ou froid glacial au suprême degré l'accompagnait. Ce qui formait le tableau le plus hideux qu'on puisse peindre.

L'état du malade est alors très alarmant ; il est désespéré.

Aux signes pathognomoniques de la période précédente, outre un surcroît de cardialgie, de vomissements, on remarquait comme caractère principal du troisième degré, l'enfoncement des yeux dans les orbites, entourés d'un cercle plombé ou noirâtre qui envahissait les paupières inférieures et supérieures et semblait diminuer de volume par la contraction de ces mêmes paupières cyanosées ; la face racornie devenait violacée, le regard était fixe et comme anéanti.

La conjonctive était injectée, et les cils étaient imprégnés d'une chassie sèche et grise.

Les muscles de la face contractés, fesaient paraître les joues décharnées. Le malade respirait difficilement et tenait la bouche béante avec une soif extinguible. La voix était alors presque éteinte ; le hoquet souvent se faisait sentir.

La peau devenant d'un froid glacial sur toute la périphérie du corps, avait une teinte également ecchymosée avec une grande diminution de sensibilité, qu'on pouvait dire entièrement éteinte.

La circulation du cœur était tellement ralentie, par la coagulation du sang, qu'elle cessait d'être sensible au toucher de l'artère radiale.

Les urines finissaient par être tout à fait supprimées. Chez quelques-uns l'état particulier de l'ataxo-adynamie se déclarait.

La diarrhée, les vomissemens et les crampes cessaient tout à coup chez les uns, et ne faisaient qu'augmenter chez les autres graduellement, jusqu'à l'extinction de la vie dans l'un et l'autre cas.

En général tous les malades qui ont péri, l'agonie

et la mort ont été devancées par les convulsions, le collapsus, et la suppression totale des urines.

———————

Avantages des émissions sanguines pour la révulsion salutaire dans les trois degrés du choléra de 1832 — du 13 Septembre à la mi-novembre de la même année.

—

Avant d'entrer dans les détails du traitement de cette épidémie selon ses différentes périodes, je suis forcé d'exposer qu'elle se complique toujours des maladies régnantes dans un pays où elle paraît suivant l'époque de l'année.

Lorsque le choléra fit son apparition chez nous, il fut confondu avec les affections catarrhales qui sont très fréquentes dans notre ville. Cette année, elles prédominaient, et c'est ce qui rend raison des avantages incontestables que nous devions retirer des émissions sanguines générales ou locales, par les sangsues appliquées en assez grand nombre à l'épigastre, à l'anus, aux jambes, aux différentes parties du corps, selon que l'indication exigeait l'un ou l'autre; d'après l'idiosyncrasie et l'âge du malade, combinés aux autres ressources thérapeu_ tiques.

Il est certain, et c'est avéré par tous les praticiens d'Arles, que les saignées ont, dans tous les cas, facilité à cette époque, les efforts de la nature, en détruisant la disposition à la phlogose qui menaçait d'envahir tout l'organisme, et nous ont procuré l'avantage d'un immense succès.

A tel point, qu'à la période d'invasion comme une réaction imparfaite à la peau et aux voies urinaires se faisait toujours sentir après l'évacuation sanguine, il était facile de faciliter les efforts de la nature par des boissons diaphorétiques légères, les lavemens émolliens, et en enveloppant le malade dans une couverture de laine pendant 24 heures.

Ainsi la réaction s'opérait avec un avantage incontestable dans les premières périodes, toutes les fois qu'on fut assez heureux pour obtenir la chûte de l'inflammation par l'emploi des anti-phlogistiques parmi lesquels les saignées générales et locales tiennent le premier rang.

Le choléra fut alors modéré et régulier, les symptômes graves tournaient aussitôt au bien-être avec autant de promptitude, qu'ils avaient passés à un état effrayant; surtout dans le trajet de la période d'invasion où cette méthode fut vraiment miraculeuse.

A tel point, qu'on s'apercevait spontanément de la force du pouls et de sa régularité. La peau reprenait sa chaleur et sa couleur naturelle; les vomissemens et les diarrhées s'amoindrissaient. Quelquefois la diarrhée cessait, tandis que les vomissemens continuaient; ce qui dénotait la diminution des symptômes inflammatoires du gros intestin et même de l'intestin grêle, excepté dans sa partie duodémique. D'autres fois les crampes cessaient, les sécrétions s'établissaient, la soif extinguible était remplacée par un simple désir de se désaltérer comme dans les soifs ordinaires. La langue deve-

nait humide et vermeille à son pourtour; la respiration devenait moins difficile ; la voix était plus
assurée ; le facies cholérique disparaissait sensible-
ment; un sommeil tranquille et réparateur s'établissait; les urines coulaient abondamment et le
malade était sauvé.

Ainsi qu'on l'a observé partout et à toutes les
époques de cette épidémie, à quelle part que ce
soit, la transmission de la première période à la
seconde ou troisième période avec leurs complica-
tions fut cette année, comme les suivantes, presque
toujours le résultat de la négligence des malades
ou de leurs proches, à faire appeler un homme
de l'art dès les moindres signes d'invasion; quoique je suis forcé d'avouer que, dans bien des cas,
la maladie est parvenue à son dernier degré d'une
manière subite, à raison de la grande disposition
de l'économie de certains sujets à éprouver l'effet
d'une dégénérescence putride ou ataxique. C'est
dans ce cas seul où le choléra nous a démontré
l'impuissance de l'art; et que les sectateurs se sont
hâtés de présenter chacun une méthode dont ils
n'ont cessé de préconiser les heureux effets.

Lorsqu'au contraire, l'inflammation n'avait pas
été renversée, et que la réaction fut imparfaite,
ou ne put avoir lieu, tous les symptômes eurent
une marche irrégulière et rapide. La cyanose,
tantôt diminuait, tantôt augmentait; la langueur
générale accablait le malade; la peau était visqueuse
et froide ; les yeux ternes. On remarquait une excessive prostration de forces. Enfin tous les phénomènes énumérés de la troisième période se mon-

traient successivement. Ce qui annonçait la résistance de la phlogose dans l'appareil digestif, soit qu'il fut frappé de dégénérescence putride et ataxique, soit qu'une péritonite intense vint compliquer ce malheureux état, ainsi que je l'ai observé chez un grand nombre de femmes; soit encore par la présence de vers intestinaux, surtout chez les enfans.

Traitement curatif général du Choléra.

PREMIER DEGRÉ.

Invasion, signes avant-coureurs avec irritation.

Dès que les premiers symptômes cholériques se déclarèrent , on dut craindre qu'ils marchâssent brusquement, et on devait se hâter d'y remédier dès le début de cette période.

Parmi les moyens les plus actifs nous rangeâmes, à cette époque de la saison, les émissions sanguines, au premier rang; mais elles devaient être sagement faites. Tous nos confrères sont obligés de convenir qu'elles ont été, dans Arles, les plus utiles à combattre l'anomalie cholérique, surtout si les sujets étaient jeunes et robustes.

Lorsque les selles diarrhéiques et les vomissemens arrivaient, il était inutile de penser à la saignée générale, je faisais alors administrer, avec non moins de succès, un lavement émollient avec l'addition du laudanum liquide à la dose de vingt-cinq gouttes que je faisais suivre de la potion anti-émétique de Rivière. Bien souvent j'ordonnais les huileux unis à une infusion aromatique de sauge, de melisse, de menthe, — telles que l'huile d'olive, d'amendes douces, de ricin, dans des proportions convenables à l'intérieur, en demi-lavement.

Plus tard je prescrivais les pillules composées : — prenez, opium en extrait, 2 grains, cachou 10 grains, extrait de belladone, 3 grains, mucilage quantité suffisante pour six pilules, données de trois en trois heures, ou plus ou moins rapprochées, selon que je le trouvais convenable. Diète sévère, — l'eau de riz froide acidulée pour boisson, était l'aliment du malade. Je faisais donner aussi à profusion des infusions aromatiques chaudes, selon l'indication, qui ont été souvent curatives.

DEUXIÈME DEGRÉ.

Concentration. — Engourdissement.

Toutes les fois que les émissions sanguines ont pu s'opérer dans cette période chez les sujets qui présentaient les symptômes d'un tempérament sanguin, elles ont été d'un grand secours pour remédier promptement aux congestions locales.

Ce commencement de concentration des forces à l'intérieur qui cause l'énervation, le ralentissement de la circulation exige qu'on ranimé, le plus tôt possible, l'action du système nerveux, et qu'on provoque la réaction à la peau.

C'est pour cette raison, qu'après les émissions sanguines, les infusions aromatiques chaudes devaient être administrées. On ranimait alors l'organisme en agissant sur le système nerveux, et on empêchait la prédominance de ses phénomènes dangereux.

J'ai prescrit avantageusement les lavemens antispasmodiques suivans : prenez, laudanum liquide 25 gouttes, assa fétida 1|2 gros, teinture de castor 20 gouttes, un jaune d'œuf, eau commune 2 livres.

Si la soif était déclarée, j'ordonnais l'eau de riz froide acidulée fortement avec l'acide citrique, tartarique ou acétique indistinctement. Je donnais aussi la glace à petits morceaux qui aidait assez bien à étancher la soif, et à modifier les vomissemens dans l'état d'engourdissement où était plongée l'économie animale.

Je faisais souvent alterner l'eau de riz, d'un petit-lait laudanisé et nitré ; quelquefois j'y ajoutais l'extrait de belladone à la dose d'un à deux grains, de l'extrait gommeux d'opium, d'un à deux grains en dissolution.

J'ordonnais aussi, d'après les observations des médecins de Paris, — l'opium 1 grain, sous-nitrate de bismuth 4 grains, extrait de belladone 2 grains, mucilage quantité suffisante pour quatre pilules, données de quatre heures en quatre heures.

Les fomentations, et les cataplasmes camphrés et laudanisés furent aussi très-avantageux.

L'eau bouillante sinapisée dans laquelle on trem-

pait de larges compresses de laine de trois pieds
carrés, nous fut d'une grande utilité. On en cou-
vrait toutes les extrémités inférieures, et on les
changeait de temps à autre jusqu'à la réaction. Je
faisais succéder à ce moyen l'application des sinapismes aux bras, aux mollets, aux parties internes
des cuisses et sous la plante des pieds.

Collapsus et convulsions.

On ne saurait faire trop d'efforts pour prévenir
les congestions métastatiques dans cette période,
dont le danger est tellement grand, que les forces
sont déjà épuisées par la période précédente, le
cerveau, la poitrine, et les viscères de l'abdomen
sont ou menacés en même temps, ou atteints par-
tiellement par la turgescence cholérique.

Dans la prédominance des symptômes nerveux,
et la prostration excessive des forces, qui indiquait
l'état typhoïde, et qui n'était en effet que l'effet
d'une réaction imparfaite, je n'ai pas craint d'employer à l'appui des remèdes, dont j'ai déjà fait mention à la période précédente, la teinture de Gayac,
à la dose de un à deux gros, dans un demi-
verre d'eau de sauge ou de coquelicot, suivie de
deux tasses d'une de ces infusions, d'un quart-
d'heure à l'autre.

J'ai donné la décoction de rathania laudanisé et
celle de quina; j'ai ordonné le sulfate de quinine
dans du café ; j'ai même fait administrer des lavemens avec le sulfate de quinine : des frictions sur

la colonne vertébrale avec strychnine 4 grains, teinture de digitale 4 onces.

Tous ces moyens, suivant une indication rationnelle ont agi avec plus ou moins de succès, à l'aide des révulsifs par les sinapismes, les vésicatoires, les frictions irritantes camphrées, ammoniacées et thérébentinées, et les fumigations alcooliques en permanence.

Toutes ces ressources thérapeutiques étaient plus ou moins modifiées, selon les phénomènes apparens de la maladie. Tandis que la théorie du traitement purement anti-phlogistique dans toute son étendue, dans les trois périodes indistinctement, a conduit les médecins qui en ont usé, à des erreurs et à des pertes considérables de malades.

Néanmoins, j'observerai que lorsqu'une métastase menaçait le cerveau chez des jeunes filles, dont la cause tenait à l'état d'irritation de l'utérus, ou des sujets du sexe masculin d'un tempérament très pléthorique, j'ai constamment ordonné de nouvelles applications de sangsues à la région précordiale et aux extrémités inférieures, en alternant avec les prescriptions que je viens de citer. Cette disposition anormale venant à cesser, je me bornais alors à l'usage de l'eau de riz glacée et édulcorée, et aux pilules d'opium composées.

Ces traitemens ont été modifiés, ou augmentés, ou changés dans les épidémies suivantes, ainsi qu'on le verra par les observations que je présente.

Observations Pathologiques.

Tota medica in observationibus.

HYP.

Je me contenterai de citer quelques observations cliniques, pour chaque degré du choléra, tirées de ma pratique en ville, pour cette année 1832, et extraites du grand nombre de malades que j'ai dirigés, afin de faire connaître l'application des ressources médicales que j'avais adoptées. Il en sera de même pour 1835 et 1849, dont les observations seront extraites de mon service à l'Hôpital.

Première Période.

Symptômes avant-coureurs.

1re OBSERVATION.— B. L., cultivateur, âgé de 26 ans, — 26 septembre, — prodromes cholériques.

Symptômes. — Bouche pâteuse, douleur à l'épigastre, — fatigue dans les membres supérieurs et inférieurs — tête pesante — yeux chargés — dispositions de pousser des selles. Après une première selle copieuse, dure au commencement, d'autres lui succédèrent liquides sur la fin, suivies d'une douleur cuisante au fondement ;— bruit sourd produit dans les intestins par la présence des gaz.

Traitement.— Lavement émollient avec la graine de lin miellé et laudanum liquide demi-gros,—

repos du lit sous de fortes couvertures de laine,
—infusion aromatique avec opium en dissolution
2 grains par litre, suivie de la tisane acidulée très-
chaude.

Réaction dans la nuit, en ayant soin de le sécher
avec des linges chauds de temps à autre, — à six
heures le lendemain il fut guéri.

2me OBSERVATION.—D. M., âgée de 32 ans, le
29 septembre à onze heures du matin.

Symptômes.— Céphalagie, douleur à l'épigastre,
lassitude extrême dans les membres—trois selles
diarrhéïques, borborigmes, pouls petit et fréquent.

Traitement. — Sangsues no 12 à l'épigastre ,
lavement laudanisé, demi-gros; — pilules d'opium
composées no 4, avec addition de cachou pulvérisé
6 grains, —·de trois en trois heures — tisane de riz
gommé acidulée en abondance.

Réaction complète le soir, guérison le lendemain.

3me OBSERVATION.— G. B... âgé de 29 ans, cordonnier, le 30 septembre à midi.

Symptômes.— Bouche amère, anorexie, flatuo-
sités, borborigmes, tranchées, eructations, pesanteur et douleur à l'épigastre, — deux selles diarrhéïques.

Traitement. — Sangsues à l'épigastre, no 15 ,—
lavement laudanisé, un gros; — pilules d'opium 3
grains, avec cachou 4 grains no 6; — une toutes les
heures,— décoction blanche de sydenham.—Guérison le soir— usage du soda-water les jours suivans.

4ᵐᵉ OBSERVATION.— C. C... âgée de 18, ans à trois heures du soir, 1ᵉʳ octobre.

Symptômes. - - Diarrhée, pesanteur à la partie précordiale, vive émotion, fatigue générale, rapports acides, tête pesante.

Traitement.—Lavement laudanisé, demi-gros, — un verre et demi eau de seltz; — pilules d'opium 2 grains, castoréum 4 grains, en trois pilules; de demi-heure en demi-heure, — l'eau de seltz continuée. — Guérison le lendemain.

5ᵐᵉ OBSERVATION. — A... âgée de 46 ans, — six heures du matin 2 octobre.

Symptômes. — Vive agitation, disposition au vomissement— diarrhée, trois selles dans un quart d'heure, pyrosis, eructations, pandulations, borborigmes, fatigue des membres.

Traitement. — Aspiration de l'eau de luce — je lui en fis prendre à l'intérieur dix gouttes dans une infusion aromatique, — réaction spontanée douce, — infusion de tilleul et de camomille romaine.— Guérison à deux heures, je la trouvai occupée à ses affaires de ménage..

Seconde Période.

—

Avec violence des évacuations alvines, vomissemens et crampes.

1ʳᵉ OBSERVATION.— F. D... âgée de 50 ans, 3 octobre à quatre heures du soir.

Symptômes. — Chaleur forte à l'épigastre, coliques, céphalagie, diarrhées fréquentes avec ténesme, prostration de forces.

Traitement. — Sangsues à l'épigastre et à l'anus n° 20, — lavement laudanisé, un gros ; — pilules d'opium 4 grains, oxide de bismuth un grain, extrait de belladone 2 grains, n° 4, d'une heure à l'autre, — décoction blanche de sydenham avec addition de teinture de canelle deux gros, — enfermée dans de fortes couvertures de laine, — trois cruchons pleins d'eau bouillantes aux extrémités, — bonne réaction à huit heures du soir, — soif, — tisane de riz acidulée froide, guérison le lendemain.

2me OBSERVATION. — J. G..., âgé de 36 ans, à huit heures du soir, cultivateur, tempérament sanguin, 7 octobre.

Symptômes. — Forte céphalagie, langue sèche et rouge à son pourtour, — vive douleur à l'épigastre, — commencement des crampes, — diarrhée, borborigmes, anxiétés.

Traitement. — Saignée générale 24 onces, sangsues à l'épigastre n° 12, — lavement laudanisé un demi-gros, — eau de riz gommée acidulée, — pilules d'opium deux grains n° 2, — infusion aromatique abondante très chaude, — réaction le lendemain, guérison le soir.

3me OBSERVATION. — M. G..., âgée de 24 ans, à trois heures du soir, 6 octobre.

Symptômes. — Commencement de grossesse,

— diarrhée sanguinolente, — vive douleur à l'épigastre, — faiblesse générale, peau fraîche.

Traitement. — Sangsues n° 15 à l'épigastre, tisane de riz acidulée froide, — lavement laudanisé, un gros; — pilules composées d'opium 4 grains, oxide de bismuth et extrait de belladone un grain, n° 4, d'un quart d'heure à l'autre, — réaction le soir, guérison le lendemain.

4me OBSERVATION. — F. D..., cultivateur âgé de 22 ans, tempérament bilioso-sanguin, à 8 heures du matin, deux jours de prodromes le 5 octobre.

Symptômes. — Facies cyanosé, commencement d'algide, crampes, vive douleur précordiale, dyspnée, dysurie, bouche humide avec désir de boire.

Traitement. — Saignée générale, sangsues à l'épigastre, — fumigations de plantes aromatiques en poudre, — cruchons à l'eau bouillante n° 4, — sinapismes à la plante des pieds; après trois heures, nouveaux sinapismes aux mollets, puis aux cuisses, — thé avec rhum deux tasses, — lavement laudanisé, demi-gros, — pilules d'opium, 4 grains, extrait de belladone 2 grains, en quatre pilules, d'une heure à l'autre, — limonade à la glace par cuillerées, — réaction à six heures du soir, — le 6 octobre, pouls fréquent menace d'encéphalite, — sangsues n° 12, aux malleoles internes, — même traitement de la veille, — réaction critique le 7, — guérison le 8, annoncée par quelques selles de bonne nature, et les sécrétions urinaires.

5me OBSERVATION. — G. B..., capitaine marin, âgé de 38 ans, 5 octobre à neuf heures du soir, — tempérament bilioso-sanguin.

Symptômes. — Diarrhée, vomissemens, crampes, légère cyanose, peau fraîche, pouls petit, serré.

Traitement. — Sangsues à l'épigastre, nᵒ 18 , — frictions avec eau-de-vie camphrée et ammoniacée, sur l'abdomen, toutes les heures, -- lavement laudanisé, un gros, -- fortes couvertures, cruchons nᵒ 4 avec eau bouillante, -- tisane de riz acidulée froide, — pilules d'opium composées, nᵒ 4, -- petit-lait froid avec addition de nitrate de potasse, 15 grains, -- réaction à la peau, trois selles copieuses, -- le 6 octobre même traitement, la crise se maintient, -- guérison annoncée par les urines.

6me OBSERVATION. — J. B..., cultivateur, âgé de 26 ans, 6 octobre, trois heures du matin, -- tempérament sanguin.

Symptômes. — Evacuations alvines depuis deux jours, vomissemens, cyanose, algide légère.

Traitement. -- Saignée au bras 20 onces, lavement laudanisé, demi-gros, — pilules d'opium composées, nᵒ 4, — julep avec eau de luce, 10 gouttes, — sinapismes à la plante des pieds, deux aux mollets, deux aux parties internes des cuisses, — cruchons à l'eau bouillante, nᵒ 4, — tisane de riz acidulée froide par cuillerées, -- réaction le soir, le 7 octobre même traitement, — frictions camphrées et ammoniacées, — le 8, sécrétions urinaires le soir, -- guérison le 9.

7me OBSERVATION. — M. A..., âgée de 42 ans, — tempérament nervoso-sanguin, -- le 7 octobre à quatre heures du matin.

Symptômes.-- Diarrhée, vomissemens, crampes, cyanose, algide légère, douleur à l'épigastre.

Traitement.-- Sangsues aux malleoles internes et à la région précordiale, no 30, — lavement avec l'assa-fétida, demi-gros, teinture de castor, 2 gros, un jaune d'œuf, — pilules d'opium composées, n° 4, sinapismes, n° 4, aux membres inférieurs, -- réaction à la peau le 8,-- tisane de riz gommée froide, — sangsues, no 20, à la partie supérieure et interne des cuisses, -- réaction bonne le 9 , -- guérison le 10.

8me OBSERVATION. — H. L..., capitaine marin, âgé de 42 ans, -- tempérament nervoso-sanguin, — le 6 à dix heures du soir.

Symptômes. --Diarrhée, vomissemens abondans, cyanose, algide très avancée, crampes générales, forte céphalagie, douleur vive à la région précordiale et de l'hypocondre droit, violentes coliques.

Traitement. -- La saignée fut tentée, mais inutilement, l'algide était trop forte, — sangsues à l'épigastre, no 20, et aux malleoles internes même nombre, — tisane de riz gommée et acidulée froide par cuillerées, — lavement laudanisé, un gros, — pilules composées, no 4, — fumigations aromatiques, — cruchons no 4, — frictions avec teinture alcoolique camphrée et ammoniacée sur l'abdomen, — sinapismes, no 6, — légère réaction dans la nuit, — le 7, douleurs gastro-intestinales violentes le soir. -- sangsues à l'anus et aux malleoles internes, n° 35, -- le 8, tisane de riz gommée acidulée, lavement laudanisé, un gros -- fumigations aromatiques, -- bonne réaction le 9, -- convalescence le 10, qui dura deux mois environ -- la guérison ne s'opéra qu'au bout de ce temps, par un usage constant du lait d'ânesse.

Troisième Période.

—

Avec des symptômes typhoïdes.

1re OBSERVATION. — A. M..,, tailleur d'habits, âgé de 46 ans, -- tempérament lymphatique et sanguin; 7 octobre à dix heures du matin.

Symptômes. — Cyanose et algide au plus haut degré, surcroît de cardialgie, vomissemens, enfoncement des yeux dans les orbites, conjonctive fortement injectée, muscles de la face contractés, soif extinguible, voix éteinte, hoquet.

Traitement. -- La saignée générale ne put s'opérer, -- sangsues, n° 40, à l'épigastre et aux malleoles internes; elles opérèrent très-bien. — Fumigations aromatiques, — compresses de laine trempées dans l'eau bouillante, — sinapismes, n° 8, — baume de copahu, un gros, dissout avec le jaune d'œuf, eau de menthe, eau de fleurs d'oranger, deux onces, donné par cuillerées d'un quart-d'heure à l'autre, — glace, — un peu de réaction à la peau à onze heures du soir.-- Le 8, cataplasme sinapisé, camphré et ammoniacé sur l'abdomen, — après une heure, il y eut amendement des mauvais signes, — lavement laudanisé, un gros, — petit-lait nitré; -- le 9, les urines parurent, -- bonne réaction à la peau.-- Le 10, sangsues à l'anus, — tisane de riz gommée et acidulée, — potion nitrée. -- Le 11, réaction parfaite, et sécrétions urinaires assez abondantes, le facies avait repris l'air naturel, les degestions alvines avaient cessé, lorsqu'un événement que je dois rapporter ici, vint le plonger dans un collapsus, avec congestion à l'encéphale et aux poumons qui nous l'enleva le lendemain.

Le 12 au matin, on apporte chez lui son fils aîné, âgé de 10 ans, qu'il chérissait. Il mourut une demi-heure après qu'on l'eut déposé au rez-de-chaussée de sa maison, d'un choléra complet, jugé typhoïde, dont il fut frappé chez ses tantes, sans que les moyens de l'art aient pu arrêter sa marche. Son épouse, nommé A......, nourrissait alors un enfant de six mois. Cette femme était très fatiguée par les soins qu'elle avait prodigués à son mari; et elle fut tellement chagrine de la mort subite de son fils, qu'elle fut prise de convulsions.

Un instant après, étant sous une influence cholérique extrême, cette mère fut à son tour frappée par l'épidémie. Je vins à son secours dix minutes après, mais quel fut mon étonnement! les périodes s'étaient déjà succédées d'une manière terrible. La maladie présenta les phénomènes de la troisième période au plus haut point d'intensité.

J'ordonnais néanmoins les sangsues à l'épigastre, n° 50, les frictions avec la teinture alcoolique camphrée et ammoniacée; les sinapismes n° 10, les fumigations aromatiques permanentes , le cataplasme sinapisé, camphré et laudanisé sur l'abdomen. Au bout de deux heures de traitement, je m'aperçus qu'il était infructueux ; l'algide et la cyanose existant toujours furent accompagnés d'un état comateux. Je prescrivis le baume de copahu, un gros, uni à l'opium , deux gouttes en deux cuillerées qu'elle avala, la glace fut administrée; mais tous mes efforts furent inutiles , le collapsus ne fit qu'augmenter et la mort survint après cinq heures de l'invasion.

Elle n'était séparée de son mari que par un rideau transparent, tellement il était usé. Dans ce triste moment, la garde-malade s'écria : « Que le malheur ne pouvait pas écraser cette maison davantage. » La mort venant d'enlever, dans l'espace de quelques heures, la mère et son fils.

M..., qui ignorait encore la mort de son fils, ne put résister à un coup aussi funeste. Il fut ébranlé si violemment que de nouveaux phénomènes cholériques se déclarèrent avec congestion encéphalique, et il mourut le lendemain dans la nuit.

Cette observation m'oblige à dire, avec justesse, que c'est ainsi que des événemens, qui enlèvent deux, trois ou quatre sujets d'une même maison successivement, peuvent fort bien donner lieu aux bruits de la contagion, qui n'a jamais été remarquée dans notre cité, et à laquelle on ne saurait accorder la plus petite croyance.

2me OBSERVATION. — Les nommées G..., mère et fille, marchandes de fruits, — la première, âgée de 58 ans environ, la seconde, de 30 ans, furent atteintes dans le même temps d'un choléra complet, le 8 octobre, avec les phénomènes qui distinguent cette période, à six heures du matin.

Traitement. — Sangsues à l'épigastre, à la mère, n° 30, — fumigations aromatiques, — sinapismes, n° 8, — lavement de décoction de kina avec laudanum liquide, un gros, — tisane de riz acidulée froide, — pilules d'opium composées, — frictions camphrées et ammoniacées sur l'abdomen et à l'intérieur des cuisses, toutes les heures; — le 9, réaction modérée à la peau, — tisane de riz acidulée froide, — lavement avec laudanum, demi-gros; — la réaction se maintint; — le 10, sécrétions urinaires, — même tisane, — quatre bouillons de six onces dans les vingt-quatre heures; — guérison le 12.

La fille présenta une circonstance pathologique que je vais décrire, à raison des émissions sanguines que son état a nécessité jusqu'au quatorzième jour de la maladie.

Après avoir obtenu par les mêmes médications à peu de chose près, le même résultat dont je viens de faire mention pour la mère, et une égale réaction, sa situation changea tout d'un coup dans la journée du 12; et je vis le moment où elle allait succomber par une congestion au cerveau, provenant de la suppression subite de l'évacuation menstruelle, qui était survenue la veille. Je fis de suite appliquer de nouvelles sangsues aux malleoles internes, et aux parties su-

périeures et inférieures des cuisses. L'eau de riz
gommée et acidulée fut donnée pour toute boisson
et nourriture ; -- je répétai le 15, et les jours suivans jusqu'au 22 du mois, de légères émissions sanguines avec 8 à 10 sangsues; tantôt sur une partie,
tantôt sur les autres, et j'eus le bonheur de la guérir complètement.

3ᵐᵉ OBSERVATION. — T... J., âgée de 29 ans,
tempérament sanguin, le 28 octobre au matin.

Symptômes. — Ceux de la 3ᵐᵉ période.

Traitement. — Sangsues à l'épigastre, n° 20, lavement laudanisé demi-gros, pilules d'opium composées, n° 4, — sinapismes n° 6, — frictions camphrées, ammoniacé et thérébenthiné toutes les heures. — Le soir à dix heures bonne réaction à la peau,
un peu d'urine; en général changement avantageux des phénomènes morbides — évacuation des
menstrues — dans la nuit, à la suite d'une contra-
riété de ménage, il survint une suppression subite
des règles — épanchement dans le cerveau — mort.

4ᵐᵉ OBSERVATION. — G. R..., âgé de 25 ans,
charcutier, — tempérament nervoso-sanguin, — le
9 octobre à trois heures du matin. Il était alors dans
la période d'invasion lorsque je le vis.

Symptômes. — Pouls dur, diarrhée fréquente. Je
voulus le saigner, il s'y refusa. — Lavement laudanisé demi-gros — tisanne de riz acidulée froide —
deux heures après je revins le voir; — commencement de cyanose, état algide qui cependant m'aurait
encore permis d'employer la saignée générale —

même obstination. Les symptômes paraissent sta-
tionnaires; mais tout-à-coup, à trois heures du soir,
ils partirent avec une telle impétuosité, que de la
seconde période, la maladie sauta à la troisième
d'une manière complète.

Alors le malade fut résigné pour la saignée générale, son consentement étant dû à la souffrance que
lui procuraient les crampes; mais il n'était plus
temps, j'ordonnais 30 sangsues à l'épigastre; il était
même trop tard pour l'emploi des émissions sanguines, et pour les autres ressources de l'art qui lui
furent prodiguées infructueusement, — il mourut
quelques heures après, au milieu des plus fortes
convulsions.

CONCLUSION.

Cette manière de procéder dans les trois périodes
du choléra, qui se succédaient si rapidement, m'a
fait obtenir des succès véritables, même inattendus,
en y apportant une stricte opportunité dans l'administration des remèdes.

Généralement j'ai arrêté la marche du choléra
chez tous les malades à l'état d'invasion, ainsi qu'à
celui d'engourdissement, parce que les degrés étaient
bien distincts et que l'action cholérique était plus
lente qu'à l'épidémie de 1835, ainsi que je le démontrerai; car, dans la 3me période, sur soixante-et-

deux malades que j'ai traités en ville, j'en ai perdu treize. C'est ce qui me fait dire qu'on ne saurait contester l'efficacité des secours thérapeutiques, dont je me suis servi rationnellement, puisque la troisième période était considérée généralement en pathologie comme incurable, tellement le danger est imminent.

Le tube digestif et tout l'organisme, avaient reçu dans l'atteinte cholérique un désordre si profond, qu'on ne pouvait pas calculer à quel point ils étaient lésés ; on ne pouvait pas même déterminer la latitude qu'on devait leur accorder, pour qu'ils pussent reprendre librement leurs fonctions, surtout chez les malades qui attendaient le rétablissement de leur santé dans la ville.

J'ai donné des soins à des sujets tirés de la troisième période pendant plus de six mois.

Malheureusement les principes hygiéniques privés, universellement répandus par l'académie royale, à cette époque, avant que notre ville fut frappée, ont été négligés même pendant l'épidémie, ou jetés dans l'oubli par la majeure partie des habitans ; car il est démontré que toutes les personnes, de quel sexe, de quel âge, de quel tempérament et de quelle profession que ce soit, qui ont mené avant, pendant et après, une vie calme, régulière et sobre ; et qui ont mis en usage les légers prophilactiques que l'expérience leur indiquait, en ont échappé.

La cause déterminante de cette épouvantable épidémie, hypothétique jusqu'à ce jour, paraît devoir rester inconnue ; tous les hommes de l'art étant convaincus que son essence dérive des mys-

4

'tères qui couvrent celle des nombreuses épidémies qui ravagent, dans un temps déterminé, les populations dans certaines saisons de l'année, de même nature que les épizooties sur les animaux.

Ainsi on doit donc respecter le voile qui cache la puissance directe et immédiate du choléra. C'est, je le répète, le secret de toutes les affections qui attaquent en même temps et dans un même lieu, un grand nombre de personnes à la fois.

C'est assez que le principe de sa propagation semble demeurer inactif et impuissant par les secours que la médecine peut lui opposer (quoiqu'elle soit restreinte du côté thérapeutique), en lui enlevant les conditions locales, et les aptitudes individuelles favorables à son développement.

Aussi les éloges les mieux mérités doivent être donnés aux médecins en général qui, par leur dévouement, leurs connaissances et leurs zèles à tout prévenir, se sont attirés la bienveillance de notre population entière. Je puis dire avec orgueil, en faveur du corps médical et de tous mes collègues, en particulier, sans en excepter aucun, que tous les médecins d'Arles ont rivalisé sous ce rapport.

Nécropsie.

—

L'inspection des cadavres, pour la description de l'état de leurs différentes parties organiques, a présenté les mêmes remarques que dans les autres endroits où le **choléra** a régné.

A la fin de la seconde partie, j'en donnerai une légère esquisse, d'après les différentes congestions qui ont amené l'extinction de la vie, avec cette même différence, attachée d'ailleurs au degré de la maladie.

J'y renvoie le lecteur qui s'assurera des lésions matérielles qui y sont constatées par la nécropsie de notre Hôpital dans le courant des deux épidémies de 1832 et 1835.

Dans cette maladie, les discussions cadavériques n'ont point éclairé la médecine. Les médecins les plus judicieux, ont été ceux qui se sont attachés à l'observation de l'homme vivant. Ceux-ci seuls ont reconnu incontestablement, que les désordres morbides, comme acte vital, comme réaction de l'organisme, contre une cause méphitique ou septique inconnue, avaient une marche que l'on pouvait prévoir, méditer et diriger jusqu'à un certain point.

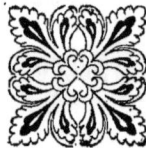

CHOLÉRA DE 1835,

avec Prédominance du Caractère adynamique.

DEUXIÈME PARTIE.

—

Quoiqu'on ait compté quelques cas de choléra complet épars dans notre ville, à dater du 17 juillet, chez des marins qui arrivaient alors de Marseille et de Toulon dans le moment de la période croissante dans ces deux villes, il n'est pas moins vrai que nous fûmes sous une légère influence du miasme, avant les malades qu'on citait avoir été atteints par l'épidémie; les habitans d'Arles, en général, en éprouvaient l'effet sensible par des diarrhées fréquentes.

J'ai fait la même remarque dans les salles de l'Hôtel-Dieu, à dater des premiers jours du mois de juillet. La diarrhée vint compliquer l'état anormal aigu ou chronique de tous les malades qui s'y trouvaient.

Je puis affirmer, sans crainte d'être contredit, que le 20 juillet à une heure et demie de l'après-midi, un orage venant de l'est (direction de la ville d'Aix) fondit sur nous. Une heure après, une exhalaison miasmatique, *sui generis*, ainsi que je l'avais observée dans le commencement d'octobre 1832, se fit sentir dans les rues d'Arles, et le surcroît de miasme qui y fut déposé, fit éclater l'épidémie ce soir-là même.

Ici, comme dans d'autres endroits, l'apparition du choléra a coïncidé avec l'orage. Il parut subitement avec un caractère qui, chez la plupart des individus, présentait les symptômes typhoïdes, sans en avoir l'intensité contagieuse.

Les malades étaient emportés en moins de six à huit heures, tellement les périodes se succédaient rapidement. Les convulsions, l'agonie devancées par une cyanose et une algide épouvantables dénotaient une ataxie-adynamique, qui nous fit craindre cette fois la contagion par infection ; mais il n'en fut pas ainsi.

Nous nous hâtâmes de faire part de nos craintes à l'autorité, qui mit autant de vigilance dans les moyens hygiéniques généraux, et les secours qu'on devait administrer, qu'on pouvait en attendre.

J'assainis mes salles de l'Hôpital par tous les moyens de propreté qui l'ont toujours distingué, par le plus grand isolement des malades, et l'application des moyens chimiques hygiéniques, tels que les fumigations guittoniennes, — l'arrosement répété trois fois par jour avec une dissolution de chlorure de chaux.

J'invitai tous les officiers de la maison, les religieuses et les servans, à se soumettre à un régime convenable, qu'ils n'ont pas négligé. L'hygiène privée à laquelle j'avais joint l'aspiration d'une mix-

ture antiseptique leur fut recommandée. Ces pré-
cautions furent suivies exactement, et couronnées
d'un plein succès; nous n'eûmes, non-seulement la
perte d'aucun d'eux à déplorer, mais même pas la
peine de les traiter. Car tous franchirent sains et
saufs le torrent cholérique.

Cependant je m'assurai de la disposition à la contagion que pouvait avoir la maladie, et j'eus la sa-
tisfaction quoique les sujets frappés isolément fus-
sent réunis dans une même salle, de déclarer que
cette épidémie n'avait pas du tout les propriétés délétères contagieuses du typhus.

Cette assurance, malgré les bruits qu'on faisait courir de Toulon, de Marseille et d'Aix, que nous
n'avions pas les mêmes conditions que dans ces
villes, porta ses fruits, en relevant le courage déjà
ébranlé des personnes, qui, dans ces temps pénibles,
se résignent à donner leurs soins aux malades.

Nous n'eûmes pas à tenir compte, comme en
1832, de la marche lente et distincte des prodo-
mes, et des trois périodes. Au bout de quelques ins-
tans, les trois degrés se trouvaient confondus, et le
praticien étonné n'obtenait aucun effet avantageux
de ses prescriptions, malgré sa sagacité et son
zèle.

Elle mit la science en émoi, qui eut alors recours
aux procédés les plus énergiques pour arrêter sa
marche rapide et brutale. Elle modifia l'action du
miasme par une réaction à la peau, qui était en
défaut par la concentration opiniâtre de la maladie;
caractère bien distinct du désordre des fonctions
organiques que l'on distinguait.

Les remèdes internes et externes les plus puissans furent promptement administrés, afin de combattre avantageusement la fièvre typhoïde synonyme de l'ataxo-adynamie, même dès le début du choléra, distinguée par des signes de sur-excitation générale, et un délire obscur avec prostration de forces, auxquels venaient bientôt s'unir les phénomènes putrides sur la fin.

A dater du 28 juillet au 8 août, l'épidémie devint stationnaire avec les symptômes les plus alarmans. La ville fut bientôt jetée dans la plus grande tristesse par l'émigration qui fut si forte, que cet exemple fut suivi par des fonctionnaires publics ; les uns s'éloignèrent de la ville, les autres se cachèrent, et ne donnèrent signe de vie, que lorsque le choléra ne donna plus la plus petite preuve de sa présence.

La maladie, comme en 1832, frappa indistinctement les personnes de différents sexes, de différents âges et de diverses professions, sur les 3,000 habitans, la plupart indigens qui étaient restés dans la ville.

Le 6 du mois d'août, nous eûmes la visite de M. le baron Larey, qui séjourna 24 heures dans Arles. Il nous fit part, à l'hôpital, de sa théorie qu'il appuyait d'une forte dérivation à la peau, par les ventouses scarifiées en grand nombre. Il ne fut pas heureux, car cinq cholériques lui furent confiés, et ils moururent immédiatement après cette cruelle application.

Nous nous estimâmes heureux de posséder Messieurs Laberge et Ruf, professeurs agrégés de l'école de Paris dans ce même temps. Ils ont fréquenté assidûment notre hôpital pendant leur séjour dans notre ville ; ils nous ont assisté de tout leur pouvoir.

Notre service avait aussi été secondé par quatre élèves en médecine de Montpellier, MM. Colin, Matneuzki, polonais, et MM. Barbieux et Dequel ; ils se sont tous distingués par leur aptitude,

C'est ici que nous devons exprimer nos remercî-mens à MM. les Administrateurs et au Secrétaire de l'administration, à M. l'Économe, au respectable aumônier, au pharmacien et au chirurgien interne, tous ont rempli leurs devoirs avec un dévouement et un zèle qui ne se sont jamais ralentis d'un moment dans le choléra de 1835, comme dans celui de 1832, sans que la voix publique leur ait jamais rendu la moindre reconnaissance. Passons outre.

Ce ne fut qu'à dater du 9 août que les anti-phlo-gistiques, qui avaient couronné notre pratique en 1832, nous furent utiles.

Les saignées générales et locales par les sangsues, chez les sujets plethoriques, commencèrent à donner certains avantages. Aussi nous nous empressâmes de l'annoncer ; vinrent ensuite les délayans, l'ipeca-cuanha, les diurétiques, les anti-spasmodiques lé-gers, selon l'ydiosyncrasie.

Nous pûmes user avec hardiesse, toujours ration-nellement, des eaux minérales acidules, des mixtures toniques, sans oublier les opiacés, qui ont paru avoir une préférence dans tous les cas, sur les au-tres sédatifs ; les fébrifuges surtout chez les malades, dont l'affection était caractérisée par un désordre gastro-intestinal avec un paroxisme intermittent ou

remittent, ayant soin de les administrer en lavement, à raison de l'état de phlogose, où l'estomac
surtout paraissait n'avoir cessé de se trouver.

Le vent du nord (mistral) qui soufflait depuis le
8 au soir, continua de se faire sentir, il paralysa,
détruisit ou dissipa le miasme, et notre situation
devint meilleure ; à dater du 10, le choléra ralentit
spontanément son intensité. On eût dit que nous
étions sous un autre hémisphère, tellement nos
organes respiratoires furent soulagés ; tandis que
nos voisins étaient alors sous l'empire du fléau. A
dater du 16 jusqu'au 28 août, l'état sanitaire de
notre cité s'est entièrement amélioré et soutenu,
malgré la rentrée des émigrés.

Méditations sur cette seconde épidémie.

Comme en 1832, les affections catarrhales prédominaient ; dans cette seconde épidémie, la gastro-
entérite bilieuse que j'avais observée à l'époque de
l'épidémie des fièvres intermittentes sous tous les
types, et remittentes ataxiques dans Arles, en 1831,
se montrait.

Que de victimes n'ont pas alors compté les émissions sanguines indistinctement appliquées à tout
tempérament, à tout âge, à tout sexe, prodiguées ou
trop abondantes dans toutes les anomalies cholériques
de cette époque ! Elles devinrent indubitablement
mortelles chez un grand nombre, en ôtant à la nature

l'énergie vitale dont elle avait besoin. J'ai la con-
viction de cette assertion, d'après les fièvres intermittentes et remittentes cholériques qui régnèrent
en succédant au choléra. Autant les émissions sanguines devaient être pratiquées en 1832, autant on
devait s'en dispenser en 1835.

Qui sait, si à Toulon et à Marseille , ainsi qu'à
d'autres endroits où on a parlé de recrudescence,
le même caractère n'a pas existé? c'eût été un
grand avantage pour les populations d'avoir reçu
cet avis, parce qu'on eût été plus prudent sur les
émissions sanguines générales , qu'on ne doit
employer que lorsque l'indication l'exige particulièrement. Les fébrifuges auraient achevé, comme
chez nous, d'éteindre jusqu'à la moindre trace de
l'épidémie, puisque le 25 septembre, nous apprîmes que les fièvres intermittentes et remittentes
ataxiques, avaient succédé au choléra à Marseille.
Ces renseignemens nous furent donnés par des personnes dignes de foi, et bien informées.

J'ai dit, dans le commencement de l'apparition
de cette épidémie, à qui a voulu l'entendre , qu'il
était plus aisé de s'en préserver, que d'en être guéri,
lorsqu'on en était atteint. Les préceptes seuls de
l'hygiène auraient suffi pour en garantir ceux qui
les auraient suivis; mais la plupart des individus qui
restèrent en ville, se fiant sur leur forte constitution,
dédaignèrent de s'y soumettre , et s'abandonnèrent
même à des excès. Aussi ceux qui furent frappés du
choléra, étaient-ils enlevés dans quelques heures.

L'émigration fut très salutaire, et si la terreur la
plus grande ne se fut pas emparée, cette fois, de la

majeure partie des citoyens, je suis certain que nous
aurions eu à regretter un nombre de victimes ex-
traordinaire.

Si l'intensité et la célérité de la succession des
phénomènes cholériques ont été plus terribles cette
année, c'est que les résultats et le danger dûrent
être attribués aux fortes chaleurs de cet été, dans
une saison, où les débauches, la pusillanimité qui
donne la terreur, l'usage immodéré des fruits crus
et verts, les viandes salées, les alimens de difficile
digestion, les vins acides, la colère, les passions
fortes de l'âme, l'abus des liqueurs spiritueuses, la
présence des vers, et le travail de la dentition chez
les enfans, les fortes fatigues, enfin, sont autant de
causes prédisposantes qui affectent pour l'ordinaire
notre ville à cette époque de l'année.

Ainsi donc, ces conditions ont rendu les miasmes
cholériques plus actifs, parce qu'ils ont rencontré
une foule de sujets d'antant plus aptes à recevoir l'impression morbifique, que les dispositions à l'irritation des organes se sont trouvées grandes au moment
de l'explosion épidémique, et que la diathèse bilieuse
prédominait; à tel point que j'ai constamment traité,
pendant la durée du choléra, des fièvres intermittentes dans nos salles de fiévreux.

Voici, d'ailleurs, les phénomènes généraux pré-
dominans dans cette épidémie, qui forment les caractères les plus distincts que j'ai observés, pendant
la croissance épidémique, toujours à la suite de la
sur-excitation de la muqueuse de l'estomac et des
intestins particulièrement affectés ; et de celle sympathique de tous le système nerveux, des organes

céphaliques, pulmonaires et du péritoine. Ils consistent 1° à une adynamie-ataxique qui mettait la circulation dans une sorte d'asphixie, en tout semblable à celle causée par l'acide carbonique, dont la propriété est de suspendre l'hématose, et à effectuer ainsi la paralysie du cœur; elle était accompagnée de douleurs vives aux jambes, dans le trajet de la colonne vertébrale, à l'encéphale. 2° Dans la suppression de la circulation des artères, des veines et des capillaires de la peau qui formaient par la stagnation et l'entravasion du sang, la teinte noirâtre de tout le corps, jusqu'à la conjonctive et aux ongles. Le cruor du sang paraissait s'être coagulé, n'étant plus expulsé. 3° En une irritation nerveuse portée au dernier degré des affections de ce système. 4° En une suppression sensible des organes intérieurs du cœur, dont les nerfs affaiblis semblent être tombés dans un état de collapsus; 5° en ce que la masse intestinale était sans cesse ballonnée.

Enfin de cet encombrement anormal découlait la cause immédiate de l'extinction de la vie, par le collapsus et l'agonie subite.

Traitement général du Choléra en 1835.

—

Je me suis attaché, comme en 1832, d'après l'histoire des trois périodes que j'ai tracées, et dans le détail desquelles je vais me dispenser d'entrer,

aux causes quand nous les avons connues, à l'épidémie régnante, à la constitution du sujet et aux
phénomènes concomitans.

Parmi les indications thérapeutiques générales,
après avoir distingué, ainsi que je l'ai exposé dans
ma première partie, les diverses périodes, malgré
leur confusion, tous mes efforts tendirent à attaquer
la phlogose de l'estomac et des voies pulmonaires,
par des émissions sanguines locales, toutes les fois
que c'était en mon pouvoir. Il sera aisé de s'en convaincre par les observations que je vais présenter.

Malgré l'intensité brutale de la maladie, nous
avons eu des succès, lorsque l'état anormal nous a
permis de faire l'application d'une pathologie rationnelle chez des sujets de tout âge et de toutes cons-
titutions.

Chez les individus p'ethoriques, les émissions
sanguines étaient prescrites sans retard. Nous cher-
châmes aussi à rétablir immédiatemen¹ après, l'action nerveuse par l'opium seul ou combiné avec le
cachou, la belladone, l'oxide de bismuth et d'autres
sédatifs dont ma clinique fera mention.

Je remarquai que les lavemens laudanisés étaient
un puissant moyen pour relever l'énergie vitale,
et en augmenter les propriétés. Ainsi que l'extrait
de jusquiame, de datura stramonium en frictions,
le nitrate de potasse même dont l'action se dirigeait
sur les voies urinaires en facilitant la sécrétion des
urines qui sont toujours supprimées dans les périodes
de cette maladie.

L'ipecacuanha, dans la première période, chez
les tempéramens bilieux avec embarras gastrique,

était suivi d'un bon effet. Souvent je le faisais succéder aux émissions sanguines locales, et il agissait
miraculeusement. J'ai usé aussi avantageusement,
suivant l'opportunité, du tartre stibié en lavage chez
des sujets plus délicats, et dont l'embarras gastrique
paraissait embrasser tout le tube digestif.

A la seconde et à la troisième période, ces ressources étaient non seulement nulles, mais même elles
étaient préjudiciables.

J'ai employé les révulsifs et les dérivatifs pour rap-
peler les propriétés vitales, tels que les frictions ainsi
composées, prenez : camphre, un gros, laudanum
liquide, 1/2 once; ammoniaque liquide, essence de
thérébentine, un gros; eau-de-vie faible, 6 onces;
les frictions mercurielles, celles à la glace—les ventouses sèches et scarifiées sur l'épigastre, et aux parties internes des cuisses ; elles ont paru bien agir,
appliquées sur les piqures des sangsues, en dégor-
geant les parties sous-jacentes; mais leur application
nécessite l'indication.

Je facilitai la transpiration cutanée en faisant en-
velopper les malades dans des couvertures de laine
trempées dans des liqueurs aqueuses aromatiques
chaudes.

Je faisais frotter la colonne vertébrale avec la
teinture martiale fortement laudanisée. J'ordonnai
des cataplasmes sinapisés, camphrés et ammo-
niacés sur l'abdomen, le thorax et les extrémités.
Ces moyens étaient secondés par des infusions aromatiques de camomille romaine, de thé, de sauge,
de melisse, à l'intérieur.

La réaction à la peau se déclarait-elle, j'alternais

par la glace seule, ou l'eau froide mêlée à l'acide citrique, l'orangeat, la tisane de riz gommée et acidulée; des fois, je me suis contenté des boissons mucilagineuses et des lavemens de même nature.

Dans l'état de prostration de forces, j'ordonnai les clystères avec la décoction de quina camphrée, et le sulfate de quinine; avec celle de ratanhia; avec le diascordium à la dose de 2 gros en dissolution dans une eau de riz, pour combattre la diarrhée.

Au moment d'un collapsus, ou diminution subite du cerveau ou des forces nerveuses, j'employai le vin thériacal à l'intérieur en potion, ainsi que l'esprit de mendererus.

L'absorption de l'onguent mercuriel a trouvé quelquefois son indication, après une légère réaction obtenue par les premières prescriptions. Elle a toujours fait cesser les crampes lorsqu'elle a pu s'employer. Je la faisais seconder par les pilules de Beloste de six grains chaque, n° 2 d'une heure à l'autre, ou bien, par les pilules composées d'opium. Ce traitement a assez bien réussi.

Dans l'action réactive de l'encephale, j'ai fait quelquefois répéter les émissions sanguines d'après l'opportunité, ou par la saignée, au bras, ou les sangsues à l'épigastre, à l'anus, aux malleoles internes, aidées de la révulsion par les sinapismes, à la nuque, sur le thorax, l'abdomen et aux membres inférieurs; dans ces cas je prohibais l'usage des opiacés.

Tous ces remèdes ont passé par le creuset de l'expérience; il a fallu leur donner une sage application; chacun suivant l'indication, après un mûr examen de la situation plus ou moins compliquée, et par conséquent plus ou moins dangereuse de chaque cholérique.

Enfin, nous n'avons observé ni contagion, ni émanation morbide pendant tout le temps de la durée cholérique. Malgré cela, je n'ai cessé de purifier l'air de nos salles par les fumigations guittoniennes et celles avec le chlorure de chaux. Et il est certain que nous avons prodigué tous les soins imaginables aux malades, sans que nous ayons pu statuer dans notre hôpital, et encore moins en ville, le plus léger signe de transmission par l'effet d'un contact médiat et immédiat si appréhendé assez généralement.

OBSERVATIONS CLINIQUES

de l'Hôtel-Dieu.

Première Période.

L. R..., âgé de 34 ans, entré le 8 août.

Symptômes. — Embarras gastrique — diarrhée, algide légère — crampes aux extrémités.

Traitement. — Ipecacuanha 20 grains en deux doses — vomissement abondant à la seconde dose, une selle — le soir réaction complète — guérison.

Seconde Période.

1re OBSERVATION. — P.-A..., âgé de 47 ans, berger, atteint dans la salle des fiévreux le 2. Il était traité pour un catharre aigu, — invasion à six heures du matin.

Symptômes.— Cyanose, vomissement, diarrhée.

Traitement. — saignée générale --- fumigations alcooliques --- sinapismes , --- le soir, sangsues à l'épigastre, eau de riz à la glace, potion laudanisée, ---le 3, résistance des phénomènes morbides, pilules d'opium composées n° 4, ---fumigations alcooliques, --- nouveaux sinapismes, --- infusion aromatique à l'intérieur ; --- le 4, glace en petits morceaux --- fumigation aromatique ; --- le 5, lavement thériacal, ---réaction forte, délire obscur, --- sangsues aux apophyses des mastoïdes --- convulsions, agonie, --- mort le 6 à quatre heures du matin.

2me OBSERVATION. — I. R.... âgée de 26 ans, le 1er août.

Symptômes. ---Cyanose, algide, vomissemens, --- diarrhée --- crampes, --- invasion à 4 heures.

Traitement. ---Clistère laudanisé, fumigation alcoolique --- décoction de graines de lin froide en boisson --- pilules d'opium avec cachou n° 4 ; ---le 2, tisane de riz à la glace --- sinapismes n° 6 --- fumigations, et frictions alcooliques, camphrées et am-

5

moniacées ; — convalescence spontanée le soir, — bonne réaction, urines abondantes, — sortie le 3.

3me OBSERVATION. — C. R..., âgée de 70 ans, entrée le 3 août.

Symptômes. — Vomissement, diarrhée, crampes, algide, cyanose, forte céphalgie, vive douleur à l'épigastre.

Traitement. — Sangsues, n° 15 à l'épigastre — n° 20, aux malleoles internes — tisane de riz acidulée froide — sinapisme n° 4 — fumigation aromatique alcoolique ; — le 4, topique thériacal saupoudré avec acétate de morphine, 6 grains, sur la région précordiale, — frictions camphrées et ammoniacées — lavement laudanisé demi-gros, — bonne réaction, et sécrétion d'urines ; — le 5, petit-lait nitré ; — le 6, convalescence ; le 7, guérison.

4me OBSERVATION. — F. D..., âgée de 31 ans, entrée le 2 août, 1/4 d'heure d'invasion.

Symptômes. — Cyanose, algide crampes, diarrhée, vomissemens, douleur à l'hypocondre droit et à la région épigastrique, — prostration de forces.

Traitement. — Sinapismes n° 6, — fumigation aromatique, — glace, clistère laudanisé, pilules d'opium composées n° 6, d'une heure à l'autre ; — le 3, tisanne de riz acidulée à la glace, — infusion aromatique deux tasses, — commencement de réaction le soir, — sangsues sur la région précordiale et à l'hypocondre droit n° 30, — frictions mercurielles une once en deux parties ; — le 5, la réaction continue — les sécrétions urinaires s'établissent, —

nouveaux sinapismes, — pilules d'opium composées n° 4, — glace en morceaux ; — le 6, convalescence ; — guérison le 7.

5me OBSERVATION. — M. C..., âgée de 46 ans, entrée le 6, — invasion de 14 heures.

Symptômes. — diarrhée, vomissemens, cyanose, algide modérée, crampes, céphalagie, douleur à l'estomac et aux intestins.

Traitement. — Sangsues à l'épigastre n° 15, et à l'anus n° 8, — petit-lait nitré froid, — lavement laudanisé, — 'pilules d'opium composées avec cachou, — sinapismes n° 6, — lavement avec décoction de kina, fumigation aromatique, — bonne réaction le soir, — même état le 7, — les sécrétions urinaires se firent, — amendement des phénomènes morbides ; le 8, crême de riz, de sagou, — guérison le 9.

6me OBSERVATION. — J. G..., âgé de 58 ans, malade à l'hôpital, et convalescent d'une gastro-entérite aiguë, — atteint du choléra le 6 au soir.

Symptômes. — Douleur violente à l'épigastre, dyspnée, cyanose, algide commençante, crampes, diarrhée, vomissemens.

Traitement. — Saignée au bras, et sangsues à l'épigastre, — lavement laudanisé, — tisane de riz à la glace — sinapismes n° 6, — fumigation aromatique ; — le 7, légère réaction, — sangsues à l'anus n° 10 — cataplasme sinapisé et camphré sur l'abdomen, — le soir forte réaction avec encéphalite ; le 8, collapsus, — mort le soir.

7ᵐᵉ OBSERVATION. — M. R..., âgée de 70 ans, entrée le 8 au matin, — 4 heures d'invasion.

Symptômes.— Vomissement, diarrhée, cyanose, crampes, douleur à l'épigastre et à l'hypocondre droit, tenesme, réaction à la peau un peu sensible.

Traitement. —Sangsues à l'épigastre n° 16, ti- sane de riz acidulée froide, sinapismes n° 4, — fu- migation alcoolique, — friction avec teinture cam- phrée et laudanisée sur l'abdomen d'heure en heure, — lavement laudanisé, — pilules d'opium avec cachou n° 4, de trois heures en trois heures. La réaction se maintint, la diarrhée s'arrêta, — le 9, il y eut encore un vomissement le matin, — tisane de riz à la glace, — le soir sécrétions urinaires, — petit-lait vineux, — le 10 convalescence — guérison le lendemain.

8ᵐᵉ OBSERVATION. — T. C..., âgée de 72 ans, entrée le 7 à cinq heures du matin.

Symptômes. — Cyanose, algide, crampes, vo- missemens, diarrhée, prostration de forces.

Traitement. — Ipécacuanha 36 grains (par or- donnance de M. Ruf) en trois doses, — point de vo- missement, — fumigation aromatique et alcoolique, — sinapismes n° 6, — adynamie, — phénomènes subits de la troisième période, agonie, mort le soir à une heure.

9ᵐᵉ OBSERVATION. —C. A..., âgée de 36 ans, le 9, — invasion de 3 heures.

Symptômes. — Céphalagie, douleur à l'épigastre,

cyanose , algide commençante, diarrhée, vomissemens, dysurie, crampes.

Traitement. — Saignée générale, — sangsues à la
région précordiale n° 10, fumigation alcoolique,
sinapismes n° 6, —lavement laudanisé, —tisane de
riz à la glace, — pilules d'opium avec oxide de
bismuth, et extrait de belladone n° 4 ; — le 10 bonne
réaction, —sécrétions d'urines , — clystère avec
diascordium un gros, — guérison le 11.

10me OBSERVATION.— J. C... âgé de 27 ans, le
7 au soir, — 3 heures d'invasion.

Symptômes. — Cyanose, algide modérée, céphalagie, crampes, douleur vive à l'épigastre, l'hypocondre droit, et l'hypogastre du même côté, — vomissemens, diarrhée sanguinolente.

Traitement. —Sangsues à l'épigastre n° 10, à
l'hypocondre même nombre, à l'anus n° 8, —fumigation alcoolique , — décoction de rhubarbe 8
onces, — sinapismes n° 4, — deux heures après vomissemens et selles abondantes, — bonne réaction,
—tisane de riz glacée, — potion laudanisée, —le 8,
guérison.

11me OBSERVATION. — M. B..., âgée de 14 ans,
entrée le 10 au soir, 36 heures d'invasion.

Symptômes. — Diarrhée, vomissemens, cyanose,
vive douleur à l'épigastre, qui se fait sentir au pha-
rinx, — crampes, — commencement d'algide.

Traitement. — Sangsues à l'épigastre n° 18, —
huile de ricin une once et demie. — fumigation
alcoolique, sinapismes n° 6, — tisane de riz acidulée

froide; le 11, lavement laudanisé,— décoction de fougère mâle, — vomissement avec 14 lombrics,— le soir pilules d'opium composées n° 2,— bonne réaction, guérison le 12.

12 OBSERVATION.— M. D..., âgée de 8 ans, — le 11 au matin, — deux heures d'invasion.

Symptômes. — Cyanose, algide commençante, diarrhée,— vomissement, — prostration de forces, cardialgie, — crampes.

Traitement. — Sangsues à l'épigastre n° 8, — tisane de riz acidulée froide, — glace, — infusion aromatique laudanisée, — fumigation alcoolique — sinapismes n° 4, — le 12, baume de copahu demi-gros en potion, — le 13, potion nitrée, calomelas 3 grains, — deux lombrics par les selles, — bonne réaction le soir, — sécrétions urinaires, — guérison le même soir.

Troisième Période.

—

1re OBSERVATION. — I..L..., âgée de 31 ans, le 21 juillet — 12 heures d'invasion.

Symptômes. — Douleurs vives aux jambes, et dans le trajet de la colonne vertébrale, à l'encéphale — algide complète, cyanose, ecchymose de la conjonctive — abdomen ballonné.

Traitement. — Sangsues aux malleoles internes n°
15 à l'épigastre n° 10 — elles agirent assez bien — fumigations alcooliques — glace — couverture de laine
— sinapismes n° 4 — le 22 juillet, commencement
de réaction, — symptômes comateux — nouvelles
sangsues à l'épigastre, n° 16, au cou n° 8, nouveaux
sinapismes — tisanne de riz acidulée froide — la
diarrhée et les vomissemens continuent — lavement
laudanisé et pilules d'opium composées n° 2, — le
23 la diarrhée se calme, les vomissemens continuent
— lavement de kina camphré — réaction assez
bonne — le 24 les vomissemens s'éloignent — potion
aromatique nitrée. Les urines parurent, et les symptômes graves s'amendèrent. Le 25 au matin la malade rendit 3 lombrics par le vomissement, — décoction de fougère mâle et d'hemitocortón — la
réaction bonne fut complète — nouveau vomissement de 6 lombrics — le 26 tisane d'orge nitrée,
décoction vermifuge avec addition du laudanum liquide, 15 gouttes — elle rendit encore 5 lombrics —
le soir, bouillon, crême — disparition des signes
cholériques ; — sortie le 27.

2me OBSERVATION. — M... A., cultivateur, 75
ans, traité dans la salle des fiévreux, pour un ca-
tarrhe chronique, et frappé du choléra le 25 dans
la nuit.

Symptômes. — Cyanose, algide complet, convulsions.

Traitement. — Sinapismes n° 6 — tisane de riz
à la glace par cuillerées à bouche — pilules d'opium
composées n° 2 — lavement de kina camphré — fu-

migations alcooliques, cataplasme sinapisé sur l'abdomen, agonie, mort à dix heures du matin.

3me OBSERVATION. --- V... A., cultivateur, 20 ans, du 25 au matin.

Symptômes. --- Cyanose, algide complet, ataxo-adynamie.

Traitement. --- Compresses de flanelle avec infusion aromatique --- ventouses sèches à l'épigastre et sur l'abdomen. --- Sinapismes n° 6 --- topique thériacal saupoudré avec acetate de morphine 4 grains --- teinture de Gayac 1/2 once dans une infusion de sauge. --- Eau de riz glacée par cuillerées. --- le soir réaction modérée --- 2 frictions d'onguent mercuriel de 1/2 gros chaque --- fumigation alcoolique --- cataplasme camphré et ammoniacé sur l'abdomen. --- Le 26 au matin, réaction plus sensible, sécrétions urinaires, --- tisane de riz acidulée froide --- pilules d'opium composées n° 4 --- demi lavement avec vin thériacal 2 gros et sulfate de quinine 15 grains --- le soir, amendement des phénomènes cholériques, et ataxo-adynamiques --- tête libre --- regard bon, tranquille --- le 27, convalescence --- le 28, guérison.

4me OBSERVATION. --- C... B., 36 ans, chauffeur d'un bateau à vapeur, le 2 juillet au soir, 26 heures d'invasion.

Symptômes. --- Cyanose, algide complet, regard fixe et la cornée tournée à la partie supérieure des orbites; la conjonctive ecchymosée --- la pression sur l'épigastre lui procure un état convulsif, ataxo-adanymie.

Traitement. — Couvertures de laine — sinapismes n° 8 — fumigations alcooliques — sangsues aux malleoles internes n. 30 — tisane de riz acidulée avec eau de Rabel 10 gouttes — le trois, sangsues à l'épigastre n° 12 — ventouses scarifiées sur les piqûres. — Lavement avec décoction de kina, et sulfate de quinine 20 grains — fumigations alcooliques — bonne réaction le soir, — amendement des phénomènes cholériques ataxo-adynamiques, sécrétions urinaires '— le 5 tisanne de riz gommée, légère céphalagie.

Je le fis descendre à la salle des convalescens pour relever son moral abattu. Ce changement fut inutile. — Le soir, fréquence des pouls avec délire obscur, regard fixe. Aurait-il éprouvé un autre effet de l'influence cholérique ? c'est ce dont nous ne pûmes pas nous rendre raison ; mais c'était à supposer, puisque toutes les salles de l'hôpital y étaient soumises.

M. Larey le visita et opéra lui-même la saignée à la jugulaire — 14 onces de sang — amendement momentané de la céphalite — le 6 au matin, le délire revint — la fréquence des pulsations les firent élever à 85 — saignée au bras 24 onces — tisane de riz gommée — le 9, le délire fut remplacé par une diarrhée colliquative sanguinolente — décoction blanche de sidenham — sinapismes — diascordium 2 gros en demi-lavement — frictions camphrées sur l'abdomen — le 10, lavement amidoné et laudanisé — agonie, le soir — mort dans la nuit.

5me OBSERVATION. — H. L..., âgé de 33 ans, douanier, 1er août, — 4 heures d'invasion.

Symptômes. — Cyanose , algide complet, prostration de forces , — vomissemens , voix éteinte , forte céphalagie.

Traitement. — Sangsues à l'épigastre n° 30, — glace, ventouses sèches sur les piqûres, — cataplasme sinapisé, camphré et ammoniacé sur l'estomac, — couvertures de laine, — légère réaction le soir, — le malade annonça alors un tempérament sanguin, et une force morale peu commune, — frictions mercurielles une once en deux fois, — le 2, glace, — teinture de gayac demi-once avec addition du laudanum liquide ‚demi-gros dans une infusion de mélisse deux tasses, — fumigations alcooliques, compresses carrées de flanelle à l'eau bouillante aux extrémités, — tisane de riz acidulée avec eau de Rabel dix gouttes, — le 3 bonne réaction, — la céphalgie se maintint, fréquence dans le pouls, — saignée générale 20 onces, — le 4, absence des symptômes cholériques et des signes ataxo-adynamiques, - - sécrétions urinaires, — tisane de poulet — le 5, convalescence, bouillon, — guérison le 6.

6me OBSERVATION. — F. I..., douanier, 36 ans, — le 2 juillet — 5 heures d'invasion.

Symptômes. — Cyanose, algide complète, prostration de forces, collapsus commençant.

Traitement. — Sangsues à l'épigastre n• 25 et ventouses sèches sur les piqûres — couvertures de laine — sinapismes n° 6, — compresses carrées de flanelle à l'eau bouillante aux extrémités, — glace,

— le 3, réaction modérée[1],[8] frictions mercurielles une once en deux fois — amendement des symptômes, — tisane de riz acidulée avec eau de Rabel — potion laudanisée, — passé aux convalescens, comme moyen d'encouragement, ayant remarqué une affection morale profonde; — le 4 et le 5, le mieux se soutient, — tisane de riz gommé, — lavement émollient, crême de tapioca, — le 6, diarrhée, — les phénomènes putrides se déclarent, — lavement avec diascordium opiacé, — potion antiseptique camphrée, — vomissement, — agonie, — asphyxie, mort dans la nuit.

7me OBSERVATION. — J. B..., cultivateur, 64 ans, entré le 1er août — 3 heures d'invasion.

Symptômes. — Cyanose, algide complet, caractère typhoïde.

Traitement. — Sangsues no 20 à l'épigastre — sinapismes no 6 — embrocations huileuses camphrées sur l'abdomen — lavement laudanisé — tisane de riz acidulée avec eau de Rabel 15 grains — potion aromatique avec acetate d'ammoniaque 1 gros — fumigations alcooliques — topique thériacal avec acetate de morphine 4 grains, sur la région précordiale — légère réaction avec absence d'urines — diarrhée, sans vomissement, — le 2 glace à petits morceaux — collapsus le 3 — agonie, mort dans la nuit.

Nota. — Ce malade était sorti de l'hôpital le même jour de l'atteinte cholérique à six heures du matin; après avoir été traité d'une gastro-entérite aiguë, il y rentra à 10 heures du matin dans l'état que je viens de décrire, après des vomissemens fréquents, à la suite d'un ragoût d'anguilles dont il s'était régalé avec abondance.

8ᵐᵉ OBSERVATION. — P... E., cultivateur, 41 ans, entré le premier août — 2 jours d'invasion.

Symptômes. — Cyanose, algide complet, ataxo-adynamie.

Traitement. — Sinapismes nᵒ 6 — fumigation alcoolique — couvertures de laine — compresses de flanelle à l'eau bouillante — infusion aromatique avec eau de luce 20 gouttes — le soir légère réaction — céphalagie, pouls sensible, fréquent. — Saignée générale — accroissement de réaction — frictions mercurielles 1 once en 2 parties.—Pilules de Beloste n. 4 de 6 grains chaque d'une heure à l'autre — le 2, limonade glacée — décoction de kina, et laudanum liquide 1/2 gros en lavement. — Le 3, réaction complète — potion nitrée — urines abondantes — convalescence le 4 — petit-lait vineux — bouillon — guérison le soir.

9ᵐᵉ OBSERVATION. — J... J., perruquier, 32 ans, entré le premier août — 2 jours d'invasion, à sept heures du matin.

Symptômes.—Algide complet, cyanose, diarrhée, collapsus commençant, vomissemens, forte céphalagie.

Traitement. — Sangsues à l'épigastre nᵒ 25, ventouses sèches après leur chûte — teinturé de Gayac 1/2 once dans une infusion aromatique 4 onces — sinapismes nᵒ 4, aux membres inférieurs — glace —

couvertures de laine — frictions avec la teinture camphrée laudanisée d'heure en heure — le soir, bonne
réaction — tisanne de riz acidulée avec eau de Rabel
— glace — le **2**, même tisane — pilules d'opium
composées n• 4 — le soir, sécrétions urinaires assez
abondantes — petit-lait vineux. — Guérison, le cinq.

10me OBSERVATION. — J... C., âgée de 35 ans,
le premier août, à 8 heures du matin — 8 heures
d'invasion.

Symptômes. — Algide forte, cyanose, dyspnée
forte, ataxo-adynamie.

Traitement. — Sinapismes n. 6, — fumigation alcoolique — glace — cataplasme camphré et ammoniacé sur l'abdomen — tisane de riz acidulée avec
eau de Rabel — ventouses scarifiées à l'épigastre et
aux cuisses — demi lavement avec la décoction de
kina, et le sulfate de quinine 10 grains — sangsues
aux parties internes des cuisses n° 28 — le soir, aucun changement dans les phénomènes alarmans —
diarrhée sanguinolente — délire --- convulsions,
agonie et mort à une heure après-midi.

11me OBSERVATION. --- P... M., âgée de 70 ans,
entrée le 2 au matin, 2 jours d'invasion.

Symptômes. --- Cyanose, algide complet, prostration de forces, collapsus.

Traitement. --- Sangsues à l'épigastre n° 16 ---
fumigations aromatiques --- sinapismes aux extrémités n° 6, --- cataplasme sinapisé camphré et ammoniacé sur l'abdomen --- ventouses scarifiées, aux
parties internes de cuisses --- glace --- potion aro-

matique avec eau de luce 15 gouttes — lavement avec
sulfate de quinine 20 grains — couvertures de laine
— l'épanchement encéphalique emporta la malade
au milieu d'une réaction forte à la peau à 5 heures
du soir.

12me OBSERVATION. — D... M., 8 ans, le premier août, 4 heures d'invasion.

Symptômes. — Algide forte, cyanose, crampes,
soif inextinguible — langue froide, rouge, sèche,
— caractère typhoïde.

Traitement. — Fumigations alcooliques, frictions
sur l'abdomen avec teinture camphrée et laudanisée
— deux sinapismes aux extrémités inférieures —
potion antiseptique des hôpitaux — deux lombrics
par le vomissement — glace — sulfate de quinine
5 grains à l'intérieur — le 2 août demi lavement laudanisé — le soir, décoction de fougère mâle 6 onces
— tisane de riz acidulée — le 3, cataplasmes sinapisés aux cuisses — lavement émollient avec huile
d'olive 4 onces. — Deux lombrics par les selles —
bonne réaction le soir — sirop de kina 1 once — le
4 eau de seltz, demi verre matin et soir — le 5, sécrétions urinaires abondantes — emulsion amère —
lavement émollient — bouillon et crêmes. — Guérison.

13me OBSERVATION. — J. B..., 36 ans, entrée
le premier août — invasion de la veille.

Symptômes. — Cyanose, algide forte, abdomen
ballonné, vive douleur à l'épigastre, langue rouge,
sèche, aride, enduit fuligineux, dyspnée, céphala-

gie intense, vomissemens, diarrhée, crampes aux
extrémités, soif ardente, réaction irrégulière avec
pouls petit, fréquent, dur.

Traitement. - - Sangsues à l'épigastre n° 15, aux
malleoles n. 16, --- glace --- tisane de riz acidulée
--- ventouses sèches sur les piqûres des sangsues, ---
fumigations alcooliques --- compresses de flanelle
dans l'eau bouillante --- sinapismes n° 6 --- réaction
irrégulière --- pilules d'opium composées n° 4. ---
Le 3, diarrhée et vomissemens opiniâtres --- tisane
de riz avec eau de Rabel --- glace --- cataplasme camphré et ammoniacé sur l'abdomen --- frictions avec
la teinture martiale laudanisée sur le trajet de la
colonne vertébrale et aux parties internes des cuisses.
--- Le 4, glace --- même tisanne, infusion aromatique laudanisée --- la réaction devient plus régulière.
--- Le 5, réaction irrégulière, nouvelle intensité
cholérique --- sinapismes autour des pieds --- limonade à la glace --- les menstrues se déclarent avec
un écoulement imparfait --- sangsues n° 18 aux ma-
leoles internes --- potion anti-spasmodique --- le 6
réaction régulière --- petit-lait nitré, crême de sagou --- le soir, urines abondantes. --- Guérison le 7.

14me OBSERVATION. --- D... R., 20 ans, --- le 2
août --- 4 heures d'invasion.

Symptômes. --- Région épigastrique, et abdomen
douloureux à la pression --- cyanose, algide complet
--- langue rouge, sèche --- crampes --- forte céphalagie, conjonctive injectée, collapsus commençant.

Traitement. --- Sangsues à la région précordiale
n. 12, et aux parties internes des cuisses près de la

vulve n. 16 --- infusion aromatique laudanisée --
fumigations alcooliques --- sinapismes n. 6 --- glace
--- légère réaction le soir.--- Onguent mercuriel une
once en 2 frictions --- petit-lait nitré 1 livre. --- Le
3, tisanne de riz avec eau de Rabel 15 gouttes --- cataplasme sinapisé, camphré et ammoniacé sur l'abdomen. --- Le 4 bonne réaction --- sécrétions urinaires --- petit-lait nitré --- même dose que la veille --
le soir les phénomènes cholériques disparaissent --
crême de sagou. --- Le 6 petit-lait vineux. --- Guérison.

15me OBSERVATION. --- C... A., 60 ans, le 2
août --- 2 jours d'invasion.

Symptômes. — Algide complet, cyanose, yeux
abattus — langue rouge, plate, sèche — ventre ré-
tracté — diarrhée fréquente — vomissemens un peu
éloignés — dyspnée — voix éteinte — crampes aux
membres inférieurs — les ongles et la conjonctive
ecchymosés.

Traitement. — Ventouses scarifiées aux parties internes des cuisses — sinapismes aux membres inférieurs n. 6 — glace — potion aromatique laudanisée
— fumigations alcooliques — couvertures de laine
— Le 3 frictions avec teinture camphrée et laudanisée sur l'abdomen — point de réaction — les symptômes sont devenus plus graves. — Le 4, limonade
glacée par cuillerées — caractère typhoïde le soir —
potion avec sulfate de quinine — cataplasme sinapisé
camphré et ammoniacé sur l'abdomen — le 5 lavement avec décoction de kina camphré — glace. —
Son état alarmant devient stationnaire. — Potion

antiseptique camphrée — collapsus — ni réaction,
ni sécrétions.—Le 6, convulsions, agonie, mort le
soir.

16ᵐᵉ OBSERVATION. — B... M., reçue à la Cha-
rité, 75 ans — 2 août — 8 heures d'invasion.

Symptômes.—Cyanose, algide complète — crampes — dévoiement — vive douleur à l'épigastre et
aux membres inférieurs — langue rouge, sèche —
dyspnée — voix éteinte.

Traitement.—Lavement avec le sulfate de quinine
30 grains, après, sangsues à l'épigastre nᵒ 15, suivies
de ventouse sèche — décoction blanche de Sidenham à la glace — fumigation alcoolique — infusion
aromatique avec sirop de kina 2 onces le soir. Le 3,
pilules d'opium composées n. 4 — eau de riz acidulée froide — sinapismes n. 4. Le soir, bonne réaction,
urines abondantes — elle sortit de l'hôpital le 4 août.

17ᵐᵉ OBSERVATION. — F... F., octroyeur, 36
ans, 6 heures d'invasion.

Symptômes. — Cyanose — algide complète — typhoïde.

Traitement. — Glace — lavement avec sulfate de
quinine 35 grains — sinapismes n. 6 — ventouses
scarifiées à l'épigastre et aux cuisses — fumigation
alcoolique — potion antiseptique camphrée — enve-
loppes de flanelle à l'eau bouillante. — Le soir, cataplasme sinapisé sur l'abdomen — tisane de riz avec
eau de Rabel 15 gouttes.—Le 4, réaction irrégulière
— point de sécrétions — collapsus, assoupissement
profond — mort à six heures.

18me OBSERVATION. — V... M., 14 ans, entrée
le 4, 6 heures d'invasion.

Symptômes. — Cyanose— algide forte — cépha ·
lagie et vive douleur à l'épigastre — assoupissement,
langue rouge à son pourtour, sèche et fuligineuse
au centre — les lèvres et les dents plombées et fuli-
gineuses.

Traitement. — Eau de seltz — lavement avec sulfate de quinine 25 grains — glace — deux vésicatoires aux mollets, et sinapismes n° 4 aux cuisses et aux
bras — fumigation alcoolique — compresses de flanelle à l'eau bouillante — le 5, douce réaction assez
régulière — onguent mercuriel 1 once en deux parties en frictions — sangsues n° 15 à l'épigastre —
ventouse sèche sur les piqûres — le soir sangsues
aux parties supérieures et internes des cuisses n° 16,
— limonade à la glace — infusion aromatique laudanisée — réaction régulière — le 6 tisane de riz
gommée — amendement des signes alarmans — convalescence, guérison le 7 au soir.

19me OBSERVATION. — I. P..., cultivateur, 42
ans, entré le 4 au matin, — 8 heures d'invasion.

Symptômes. — Algide complète — cyanose, —
ataxo-adynamie.

Traitement. — Décoction de kina avec sulfate de
quinine 10 grains en lavement — sinapismes n° 4 —
ventouses scarifiées (M. Larey) à l'épigastre et aux
cuisses — potion antiseptique camphrée — cataplasme camphré et ammoniacé sur l'abdomen — tisane
de riz avec eau de Rabel 10 grains glacée — le soir,
infusion aromatique avec teinture de kina 2 gros

— fumigations alcooliques — aucun changement — collapsus — congestion encéphalique — agonie — mort dans la nuit.

20me OBSERVATION. — B... L., âgé de 56 ans, — le 5 au matin, — 8 heures d'invasion.

Symptômes. — Cyanose, — algide complète, — crampes, — vive douleur à l'épigastre, — dévoiement, — langue rouge, sèche — soif extinguible.

Traitement. — Glace à morceaux — fumigations alcooliques — lavement camphré et laudanisé — un demi-verre d'eau de seltz — sinapismes n° 6 — sang-sues à l'anus n° 16 — le soir, infusion aromatique laudanisée — fréquens vomissemens — pilules d'opium composées n° 4 — le 6, réaction irrégulière — ventouses scarifiées par ordonnance de M. Larey n° 10, successivement appliquées — glace — infusion aromatique — réaction moins irrégulière le soir — compresses de laine de 4 pans carrés trempées dans l'eau bouillante aux extrémités — frictions avec l'huile aromatique — tisane de poulet — convulsions, — agonie, — mort dans la nuit.

21me OBSERVATION. — C... R., âgée de 24 ans, — le 5 août, — 6 heures d'invasion.

Symptômes. — Cyanose — algide complète — forte céphalagie — vives douleurs à l'épigastre et aux extrémités inférieures — abdomen très balloné — regard fixe — conjonctive ecchymosée — langue rouge, sèche et légèrement fulligineuse — diarrhée — vomissemens — prostration de forces — collapsus commençant.

Traitement. — Sangsues à l'épigastre n° 20 et aux malleoles n° 16 — ventouses sèches sur les piqûres — glace à morceaux — tisane de riz acidulée froide — sinapismes n° 6 — fumigations aromatiques — le soir, réaction régulière, mais légère — onguent mercuriel 1 once en 2 frictions — même tisane — pilules d'opium composées n° 4 — les vomissemens s'éloignent, ainsi que la diarrhée — lavement amidoné avec laudanum 1/2 gros — le 6, ventouses scarifiées, par ordre de M. Larey, sur les régions abdominales — compresses de laine trempées dans l'eau bouillante — infusion aromatique — le soir, vomissement de caillots de sang — glace en morceaux — nouvelles ventouses scarifiées (M. Larey) sur le trajet de la colonne vertébrale — lavement de kina — amendemens des signes alarmans — le 6, réaction légère, mais régulière — sangsues aux malleoles internes n° 10, diarrhée colliquative le soir, — prostration de forces — diascordium 1 gros en lavement — le 7, décoction blanche de Sidenham — pilules d'opium avec cachou n° 4 — le 8, même traitement — le 9, le dévoiement continue — prostration de forces progressive — profond assoupissement — agonie, asphyxie, — mort le 10.

TABLEAU DES CHOLÉRIQUES

Traités dans l'Hôpital d'Arles, pendant les mois de juillet et d'août **1835**.

Dates.	entrés.	sortis.	morts.	Observations.
JUILLET 21	2	»	»	MORTS.
» 22	»	»	»	—
» 23	»	»	1	HOMMES.... 25
» 24	»	»	»	FEMMES.... 29
» 25	6	»	1	ENFANS..... 2
» 26	1	»	2	
» 27	3	»	3	*Total....* 56
» 28	4	»	2	
» 29	6	»	4	
» 30	3	3	2	Sur ce nombre 31
» 31	5	1	2	malades sont entrés à l'Hôpital après 6 heures
AOUT 1	7	2	3	du soir, et sont morts une ou deux heures
» 2	6	1	5	après dans la nuit, sans
» 3	4	3	3	qu'on ait eu le temps d'apprécier leur état.
» 4	10	4	5	Ces malades venaient
» 5	6	1	3	des campagnes éloignées
» 6	4	»	4	de la ville, les uns de 3 à 4 lieues, les autres
» 7	3	1	5	de 5 à 6. — Notre terri-
» 8	3	3	2	toire ayant une grande
» 9	1	»	1	étendue.
» 10	2	1	2	
» 11	2	2	4	
» 12	»	2	1	
» 13	1	»	»	
» 14	»	»	»	
» 15	»	»	»	
» 16	1	»	»	
» 17	»	»	1	
Total des malad.	80	24	56	

Nécropsie.

—

L'examen cadavérique n'est pas plus venu à notre aide pour la pathologie et la thérapeutique, cette année, que dans la première épidémie. Les médecins de bonne foi l'avoueront.

Toutes nos observations cadavériques se sont bornées à nous prouver, que les traces que l'inflammation, parvenue au degré le plus élevé, a laissées dans telle cavité de préférence à telle autre, en atteignant profondément les tissus organiques, et détruisant subitement les solides et les liquides, dans un court espace de temps, se trouvent incohérentes dans toutes les cavités.

Il n'y pas un organe, même l'estomac siège spécial du choléra, qui ne présente des variétés infinies. Toute la machine est frappée énergiquement, tous les systèmes sont en même temps lésés.

Pourquoi donc s'attacherait-on à définir anatomiquement une maladie qui embrasse toute l'économie en masse, et dont les effets complets de l'inflammation sont en général celles de la foudre?

La nécropsie ne peut nous convaincre de la désorganisation de telles ou telles parties qui, primitivement ou sympathiquement, peuvent être plus ou moins affectées pendant la vie, qu'en nous prouvant ces mêmes altérations pendant la mort. Dans le choléra, nous ne pouvons pas ni lés remarquer ni les comparer à l'état vivant. Ses effets et ses résultats sont trop subits.

Elle ne saurait donc nous éclairer de son flam-
beau, qui a répandu une si vive lumière pour les
lésions spéciales d'organes. On peut même dire
qu'il s'éteint, puisqu'au moment où un sujet va
trépasser, les parties ecchymosées, qui sont d'un
jaune plombé foncé, ou même noires, disparaissent
demi-heure après la mort, et l'habitude cadavérique
ne présente plus qu'une couleur jaunâtre pâle, avec
quelques plaques éparses des ecchymoses précédentes. Nul doute qu'il se passe à l'intérieur des chan-
gemens analogues.

D'après cette explication, il n'y a absolument que
les observations multipliées, issues d'une médecine
judicieuse qui peuvent avoir l'avantage de faire
faire un pas à la pathologie et à la thérapeutique,
aux lits des malades, d'après la marche de la maladie, et l'action des remèdes appropriés au corps
vivant, toujours d'après l'opportunité d'une bonne
méthode.

La réaction morbide sur le système nerveux a
également lieu sur le système circulatoire; et il en
résulte un désordre dans les fonctions du cœur et
des poumons. Souvent aussi le cerveau devient
à son tour le siége d'une réaction par celle des sys-
têmes nerveux et circulatoires.

Quelles sont ici les observations de la nécropsie?
Une couleur rosacée à l'origine des nerfs, et une
hypertrophie du cœur. Le rachis présente une
légère sérosité, parfois une dureté et un ramolisse-
ment dans sa masse; d'autrefois, et c'est assez général, aucun signe d'altération.

Ces remarques sont-elles assez essentielles pour

rendre raison de la grande commotion nerveuse qu'éprouvent les malades dans le choléra? Non, elles n'annoncent au contraire qu'un résultat sympathique, qui exige, à la vérité, la plus grande attention de la part des médecins, dont les méditations sont importantes pendant le cours de la maladie.

Il est donc facile de se convaincre que les autopsies n'ont rien appris sur la condition anatomique formelle du choléra ; seulement, les fonctions nutritives et respiratoires paraissent plus disposées que les autres qui sont affectées sympathiquement ou idiopathiquement, par l'impression délétère miasmatique ; d'ailleurs les altérations organiques sont loin d'être toujours en rapport avec la violence des symptômes attachés à cette épidémie.

Dans quel cas que ce soit, on dirait que tout se borne même à l'effet gastro-intestinal reversible par sympathie sur tous les tissus solides, et les liquides du corps vivant, par l'action rapide du venin qui attaque si brusquement la vie.

Il paraît même qu'en agissant directement sur la peau, qui est considérée, avec raison, comme une continuité intestinale, ce même poison atmosphérique se transporte violemment, directement sur les fonctions digestives.

Enfin, ce n'est pas que le plus ordinairement on ne trouve rien d'anormal dans les organes, et notamment dans ceux des trois cavités ; mais c'est que les lésions sont variables, et ne paraissent pas du tout en rapport avec les phénomènes observés durant la vie. Ainsi le cerveau, la moëlle épinière et les principaux nerfs ayant été examinés avec le plus grand soin, on n'a observé dans l'autopsie aucune altération, tant soit peu appréciable, et il en a été de même pour le cœur, et la masse intestinale.

CONCLUSION.

D'après l'assurance de mes continuelles observations, le choléra, qui vint fondre sur nous avec l'impétuosité de la trombe, écrasa ses victimes, du 16 juillet au 17 août avec tous les phénomènes d'asphyxie bien caractérisés. Après ce temps, nous nous aperçûmes d'un changement pathologique que nous ne devons pas passer sous silence, à raison de son importance médicale.

C'est que je n'eus plus à traiter que des fièvres intermittentes de tous les types, qui néanmoins présentaient le caractère cholérique sous une forme spéciale qui faisait reconnaître encore un reste d'influence miasmatique.

Je désignai cette forme sous le nom du choléra intermittent, ou fièvre intermittente et remittente pernicieuse cholérique, qui est sans doute dépendante de la perte d'intensité que le miasme a éprouvé à la fin de sa période décroissante.

Dans ces cas, dont je ne présenterai pas d'observations, je me hâtai de prévenir le retour d'un
nouvel accès, au moyen du kina et de ses préparations, dont il est facile de faire l'emploi indicatif,
en calculant la marche de la rémission, ou de l'intermittence fébrile.

Les fièvres cédèrent donc facilement, quoique
dépendantes de l'épidémie dont elles étaient une
continuation, à la thérapeutique que j'employai, et
à laquelle tous les médecins de notre ville sont
accoutumés depuis longues années, d'après les épidémies de fièvres en général, même ataxo-adynamiques qui frappaient notre cité, où les miasmes de
nos marais les avaient produites. Cependant j'observerai que, quoiqu'elles cédâssent aux médications employées, il restait une convalescence pé-
nible et de longue durée, par la faiblesse qui résul-
tait et qui caractérisait fort bien la source d'où elles
émanaient.

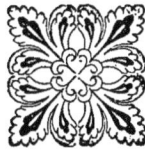

CHOLÉRA DE 1837

Avec prédominance du caractère intermittent et remittent.

———◆———

TROISIÈME PARTIE.

———

Nous eûmes encore la présence de l'influence cholérique à la fin d'août de cette année ; elle se fit sentir jusqu'à la fin de septembre ; les fièvres intermittentes et remittentes régnaient dans ce moment.

Ce fut cette année que la ville de Marseille fut décimée par l'épidémie. Nous ne devions pas espérer d'en échapper, à raison de notre situation topographique.

Le choléra, après avoir fait incursion dans les départemens voisins, particulièrement de Vaucluse, arriva chez nous, où il fit sentir sa présence, à la suite des fièvres intermittentes que nous eûmes à constater épidémiques cette année, provenant du nouveau repurgement des canaux des Vidanges pendant un été, où la chaleur atmosphérique s'était élevée à 34 et 36 degrés Reaumur.

D'après mes observations exactes, au lieu du choléra foudroyant asiatique, comme en 1832 et 1835, nous eûmes des fièvres cholériques, d'autant plus marquées, que je les ai combattues, soit à l'Hôtel-Dieu, soit en ville par la préparation ci-jointe, d'une manière si énergique et si avantageuse, que j'ai pu démontrer à nos plus entêtés collègues, que je n'avais pas eu un seul cas de choléra proprement dit, quoique les malades présentàssent la cyanose et l'algide. Prenez, muriate d'ammoniac un gros, extrait gommeux d'opium 2 grains, sulfate de quinine 25 grains, mêlez et divisez en cinq parties égales.

Cette médication n'a jamais été exclusive ; les malades étaient dirigés d'après l'opportunité physiologique et thérapeutique. C'est ainsi qu'ils étaient traités par les vomitifs, les purgatifs, un régime sévère, puis l'usage des toniques parmi lesquels la préparation fébrifuge sus-mentionnée jouait le plus grand rôle. Comme aussi par les émissions sanguines aux premières périodes de la maladie, lorsque le cas l'exigeait chez les sujets pléthoriques.

Je fis insérer à cette époque dans le *Publicateur* d'Arles (feuille périodique) un article, afin que les habitans missent en vigueur, sans plus tarder, les moyens hygiéniques nécessaires pour combattre l'épidémie qui nous menaçait. Pendant ce temps, des imprudens collègues, qui appréhendaient le retour de la situation de 1835, jetaient l'épouvante parmi la population qu'ils voulaient forcer à émigrer, parce que l'erreur où ils étaient, leur faisait perdre l'équilibre qu'ils auraient dû conserver. Mais j'obtins le succès que je cherchai, et la confiance publique que je m'étais attirée, empêcha cet élan.

Victime de mon opinion politique nationale, et de mon dévouement dans les deux années précédentes, marquées du sceau cholérique, payé d'un oubli volontaire et coupable par les autorités d'alors, quoiqu'à la tête du service de l'Hôtel-Dieu de cette ville, l'ayant seul dirigé pendant ces années fatales, j'avais décidé de m'en aller, plutôt que d'exposer inutilement mes jours et ceux de ma famille; je n'en fis cependant rien, parce que je voulus, aimant ma profession, me donner pour exemple à la population arlésienne effrayée.

En effet, j'en fus récompensé par le service que je rendis à mes concitoyens. Mes observations judicieuses faites dans tous les quartiers de la ville, aux habitans qui, d'ailleurs, ont assez rendu justice à mon zèle et à mon dévouement, les fortifièrent, ils rejetèrent les avis de mes imprudens collègues, et j'eus le plaisir de voir la ville calme et résignée.

Je me dispenserai de présenter des observations pathologiques. Le traitement des fièvres intermittentes, remittentes et continues ataxo-adynamiques, typhoïdes, suffit pour éclairer les faits de cette époque; seulement nous n'avons pas, en général, été assez hardis dans l'emploi du sulfate de quinine sous la forme simple ou composée, soit sous celle pilulaire ou liquide, ou en poudre, soit en lavement à des doses plus élevées, à la deuxième et à la troisième périodes de cette épidémie cholérique, de la nature de celle qu'on a remarqué au déclin du choléra, partout où il a régné avec atrocité pendant un ou deux mois. Nous avons sans doute dû cette situation à la force morbide qui a été imprimée à la ville de Marseille, puisqu'on peut facilement en établir la différence; et que j'ai remarqué, ainsi que je l'ai constaté à la fin du choléra de 1835, que le miasme en perdant de son intensité, agit d'une manière exactement conforme à celui de nos marais d'Arles, sous le poids duquel on était depuis tant de siècles, avant qu'on eût rendu notre territoirs salubre par les dessèchemens, dont j'ai déjà fait mention.

Ainsi que je viens de le relater, dans cette épidémie, je n'ai pas balancé à prescrire le sulfate de quinine, toutes les fois que la maladie a présenté l'apogée de la troisième période de 1835, dans des momens où il n'était plus possible de distinguer non-seulement l'intermittence, mais même la remittence, qui avaient disparues sous la cyanose et l'algide complète, avec crampes. Eh bien! dans ces cas, la quinine en pilules ou en lavement portée à une dose convenable, guérissait admirablement en peu d'instants. C'est sans doute des circonstances semblables qui ont fait considérer ce médicament comme un spécifique contre le choléra par des praticiens qui ont écrit à l'avantage de ce médicament héroïque.

CHOLÉRA DE 1849,

avec prédominance du caractère ataxique.

QUATRIÈME PARTIE.

—

Depuis longtemps nous suivions sa marche à Paris et à Londres, puis dans les départemens. Nous apprîmes qu'il avait paru à Lunel, Hérault ; puis tout d'un coup à Nîmes dans le Gard ; à Marseille à la fin d'août, et enfin à Arles le 10 septembre de cette année ; il est venu, pour la quatrième fois, nous apprendre que nous ne pouvions pas éviter sa présence, toutes les fois que sa tournée le lancera dans les contrées méridionales.

Nous commençons à ne pas tant le redouter par l'étude que nous avons faite de son caractère épidémique, qui paraît avoir une marche plus régulière chez nous qu'à Paris où il existe depuis près d'une année, avec recrudescence. On serait porté à croire que depuis qu'il a frappé la capitale et certains départemens, il a considérablement perdu de son intensité avant même d'arriver à nous. Car on remarque un changement notable dans son action et sa marche destructible, comparativement à ce qu'on nous apprend de Paris et du nord de la

France, qui sont bien plus maltraités. Notre population en a été très effrayée, et en voici les raisons.

Nous l'attendions avec calme, par Nîmes, dont nous ne sommes éloignés que de 5 lieues, lorsqu'à notre grand étonnement, nous apprîmes qu'il avait frappé la ville de Marseille; et qu'une terreur panique avait causé une émigration considérable dans cette ville où l'intérêt commercial a été subitement sacrifié. Le nombre des victimes, d'abord peu nombreux, s'est élevé à 80 ou 85 décès, dont 70 cholériques environ, annoncés par l'état-civil. La peur ne calcule pas, il y a donc eu un sauve-qui-peut effrayant.

Le choléra complet parut chez nous le 10 septembre; on annonça quelques victimes. A peine furent-elles désignées que sans calculer le nombre, notre population, à l'exemple de celle de Marseille, s'effraya à son tour, et malgré nos efforts pour la retenir, elle s'est émigrée en grande partie, du côté des champs, où les habitans furent entassés dans des maisons de campagne qui pouvaient à peine les contenir.

Cette année encore, l'administration a, comme dans l'année 1835, réclamé quatre élèves en médecine de Montpellier, MM. Veira, Faysse, Duffu et Craveiro, qui depuis le jour de leur arrivée, ont fait leur service avec zèle.

En 1835, je confesse que l'épidémie présentait des dangers éminents, et que l'émigration fut bien utile, mais dans celle-ci, ainsi que je le démontrerai, les habitans ont eu tort de s'éloigner de leurs affaires, dans un temps où la misère frappe à toutes les por-

tes. Cette désertion l'augmentera considérablement,
surtout à l'approche de l'hiver où nous allons bientôt entrer.

D'où nous est-il arrivé? est-ce par l'atmosphère?
est-ce par les bâtimens qui font le petit cabotage?
est-ce par le chemin de fer? nous l'ignorons; mais
toujours est-il, qu'il est venu nous frapper assez violemment. Au milieu du mois d'août, un marin appartenant à un bâtiment de l'État, venant de Marseille, fut foudroyé sur le port par le choléra. Depuis cette époque Arles s'est trouvée sous son influence.

Je l'ai remarqué dans ma pratique de l'hôpital et
de la ville accompagnant des fièvres intermittentes;
ses prodromes étaient bien distincts; le sulfate de
quinine en a toujours triomphé.

Une femme venant de Nîmes, et ayant un enfant
au sein, mourut à l'hôpital d'un choléra complet, à
la fin d'août.

A dater du 2 septembre, son influence devint
presque directe, et le 4 du même mois 8 malades se
présentèrent à l'hôpital, atteints d'une gastro-enté-
ro-hepatitis qui présentait tous les caractères de la
cyanose cholérique, avec algide, vomissemens et
crampes. La conjonctive chez tous ces malades était
injectée d'une couleur très jaune safranée et orangée,
ainsi que la peau, jusqu'aux ongles des pieds et des
mains. La prostration de forces accompagnait cet
état. Tous ces malades traités rationnellement ont
été guéris, et sont sortis de l'Hôtel-Dieu, en parfaite convalescence, sept à huit jours après leur
entrée.

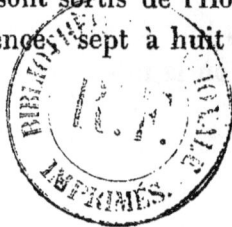

7

Le 10 septembre le choléra éclata avec toute son intensité, la maladie parcourant ses périodes rapidement. Au bout de quelques heures la coagulation du sang eut lieu, avec asthenie cérébrale qui nous a emporté certains malades, malgré tous les secours prompts que nous leur avons prodigués. On ne doit pas ignorer qu'il est rare à l'hôpital de traiter des cholériques dès l'invasion; généralement on nous les envoie à la 3me période du choléra.

Cette fois nos salles les plus élevées ont été frappées les premières.

Ce qui est à considérer, c'est que ce choléra a présenté des nuances physiologiques et pathologiques différentes des choléras des années précédentes. Ainsi dans celui-ci, la cyanose n'est pas autant développée, mais l'ataxo-adynamie est terrible. Il paraît agir plus particulièrement sur le système nerveux, musculaire et les membranes séreuses; surtout l'arachnoïdite est bien démontrée.

Le miasme asiatique, venin mystérieux, semblable à un acide agissant sur le lait dont il sépare immédiatement le serum de la matière caséeuse, frappe l'acte circulatoire en même temps que les fonctions digestives et la peau, et cause les altérations dont nous sommes témoins, dont j'ai donné des descriptions assez exactes dans les précédentes parties de cet opuscule; toujours en agissant sur les veines dont le sang reçoit toutes les matières qui passent dans les intestins, dans le tissu cellulaire, à la surface des diverses membranes muqueuses et sereuses. Le sang veineux, d'après ce mécanisme doit donc varier en raison des substances que l'absorption y introduit, puis se propageant au sang artériel, il s'opère par l'action énergique du miasme une coagulation sanguine plus ou moins forte selon l'ydiosincrasie du sujet, et une apoplexie foudroyante.

La première action du miasme sur la peau, et les premières voies surtout, est de causer une irritation qui est suivie de diarrhée, puis de vomissemens. Le serum passe par ces contractions intestinales, et il ne reste dans la circulation que la fibrine et la matière colorante du sang, qui varie suivant une foule de circonstances. De là l'asphyxie par défaut de circulation sanguine.

On me permettra de communiquer ces réflexions à la portée de tout le monde, afin de faire connaître au public, l'étude que j'ai faite de cette maladie, qui m'a conduit à lui présenter une prophilaxie couronnée par l'expérience des quatre choléras que j'ai traversés, sans courir le moindre danger, ainsi que les personnes qui ont suivi mes avis.

Maintenant, établissons la différence des quatre épidémies — la première fut inflammatoire au plus haut degré. — En 1832 on a vu que les saignées générales et locales par les sangsues, ont rendu les plus grands services. — La seconde présenta le caractère prédominant de l'adynamie; elle fut plus dangereuse et généralement mortelle. — La troisième fut remittente ataxique et intermittente; ici le sulfate de quinine eut un emploi admirable. Et la quatrième, quoique régnant sur une échelle beaucoup plus étendue que toutes les précédentes, puisqu'elle a frappé en même temps la presque totalité des départemens en France, et qu'elle séjourne avec tenacité à Paris, offre le caractère de l'ataxo-adynamie chez les uns, et de l'ataxie surtout chez le plus grand nombre; son action réactive a été remarquée sur le système nerveux, et les membranes séreuses.

J'ai remarqué, en effet, que le choléra de cette année frappant plus généralement, présentait des cas plus épars, et qu'il agissait avec plus de gravité, dans un court espace de temps, à en juger par l'asphyxie prompte dont il est suivi; le système nerveux, ainsi que je l'ai dit, étant le plus soumis à son action. La cardialgie s'est fait observer plus essentiellement que dans les autres choléras. Aussi n'avons-nous obtenu que des réactions, difficiles et imparfaites malgré l'emploi de notre thérapeutique active; et le collapsus à l'encéphale n'a pas moins marché rapidement et le grand sympathique paraît y avoir joué un rôle spécial.

Les autorités locales n'ont rien négligé cette année pour l'assainissement de nos rues; elles ont même fait afficher les règles de l'hygiène publique et de l'hygiène privée. — Je crois avoir recueilli assez d'observations cliniques pour démontrer l'action cholérique sur notre population, on les trouvera ci-après telles que l'expérience pratique nous les a fournies.

OBSERVATIONS CLINIQUES

De l'Hôtel-Dieu en 1849.

Première Période.

—

Invasion.

—

1re OBSERVATION. — T... D., cultivateur, 8 jours de maladie, invasion dans la salle n° 1. — 2 septembre.

Symptômes. — Irritation gastrique, — selles diarrhéïques avec coliques, — céphalagie, algide légère, crampes.

Traitement. — Un quart de lavement avec sulfate de quinine 20 grains, tisane de riz avec eau de Rabel dix gouttes — julep laudanisé, — potion effervescente de Rivière, — tisane d'orge nitrée, — convalescence le 20.

2me OBSERVATION. — J. K..., 60 ans, cordonnier, 23 septembre.

Symptômes. — Algide commençante, légère cyanose, nausée, douleur à l'épigastre, — diarrhée.

Traitement. — Julep laudanisé 25 gouttes, demi-lavement avec diascordium un gros, — tisane de riz avec eau de Rabel dix gouttes, — potion nitrée, — sorti le 25.

3ᵐᵉ OBSERVATION. — A..., poseur au chemin de fer, âgé de 40 ans, 3 jours de maladie, entré le 28 août.

Symptômes. — Nausées, diarrhée, cyanose légère et algide commençante.

Traitement. — Ipécacuanha 18 grains en deux fois, — vomissement et selles abondantes, — réaction avantageuse, — selles diarrhéïques, — lavement amidoné et laudanisé 1/2 gros, — tisane de riz acidulée froide, — thériaque un gros, — guérison le 1ᵉʳ septembre.

Seconde période.

Concentration.

1ʳᵉ OBSERVATION. — S. M..., cultivateur, âgé de 61 ans, 14 septembre.

Symptômes. — Cyanose, algide, crampes, diarrhée, — douleur pongitive à l'épigastre, — concentration.

Traitement. — Frictions laudanisées, térébenthinées, camphrées, — fumigations aromatiques, — élixir sulfurique de Mensich 20 gouttes dans une

potion gommée, une cuillerée à bouche d'un quart
d'heure à l'autre, — lavement laudanisé demi-gros,
dyssenterie, — décoction blanche de Sydenham, —
lavement amidoné, — frictions avec onguent mercuriel une once en deux parties, — guérison le 16.

2me OBSERVATION. -- J.-J. B..., domestique,
trois jours d'invasion, 17 septembre.

Symptômes. — Céphalagie, — crampes, diarrhée,
cyanose légère, — algide assez avancée.

Traitement. — demi-lavement laudanisé, — eau
de riz gommée acidulée froide, — julep laudanisé,
— quatre cruchons, — frictions avec la teinture de
Chrestien, — réaction bonne, — potion nitrée —
urines abondantes, — convalescence le 18 septembre.

3me OBSERVATION. — A.P..., âgé de 49 ans,
domestique, 15 septembre, un jour d'invasion.

Symptômes. — Algide légère, cyanose, diarrhée,
crampes, — soif ardente.

Traitement. — Teinture de Gayac un gros dans
une infusion de sauge quatre onces, — lavement laudanisé un gros, — réaction avantageuse, — sécrétions
urinaires, — cruchons n° 4, limonade froide con-
centrée, — forte transpiration, — guérison le 17.

4me OBSERVATION. — M. M..., âgé de 39 ans,
portefaix, 23 septembre à huit heures du matin.

Symptômes. — Délire, — cyanose commençante,
pouls dur,fréquent, sensibilité extrême à l'épigastre,
regard fixe.

Traitement. — Corset de forces, — saignée générale, de 250 grammes, — sinapismes n° 4, — couvertures de laine, — cruchons n° 4, — amendement
des symptômes inflammatoires, tête libre, — respiration aisée, — parole bien accentuée, — il
annonce une douleur vive à la partie thoracique
gauche — douleur pleurétique, — sangsues n° 30
sur la douleur, suivies d'un cataplasme de graines
de lin, — julep pectoral gommé, eau de riz gommée
et édulcorée, — amendement de la péripneumonie
et des phénomènes cholériques, — bonne transpiration, — urines abondantes — guérison le 25 septembre.

Troisième Période.

Collapsus et convulsions.

1re OBSERVATION. — P. D..., cultivateur, 49
ans, 3 septembre.

Symptômes. — Cyanose, algide complète avec
endurcissement de la peau, — cardialgie intense,
— vomissemens se succédant, — enfoncement des
yeux dans les orbites, — conjonctive cyanosée, —
regard fixe et comme anéanti.

Traitement. — demi-lavement laudanisé, — élixir
sulfurique de Mensich dans une infusion d'écorce

d'orange amère, frictions alcooliques, — julep opiacé,
— pilules de sous-nitrate de bismuth composées no
4, — réaction imparfaite, — sinapismes no 6, — collapsus à l'encéphale, mort le 15 à onze heures du
soir.

2me OBSERVATION. — P. B..., cultivateur, 52
ans, 13 septembre à... heures du matin.

Symptômes. — Ataxo-adynamie, troisième période.

Traitement. — fumigations alcooliques, — frictions avec le liniment hongrois, — potion laudanisée
avec infusion de menthe, — couvertures de laine, —
sinapismes no 6, — eau de riz accidulée froide, —
point de réaction, la cyanose disparaît, mais l'algide
augmente, — collapsus, agonie, mort le 14 à onze
du matin.

3me OBSERVATION. — L. V..., maçon, âgé de 60
ans, — quinze jours de maladie.

Symptômes. — Traité de la fièvre quotidienne le
8, — prodromes cholériques le 10, — signes du
choléra à la troisième période le 12.

Traitement. — Sulfate de quinine pour combattre l'accès de fièvre 30 grains, en trois fois, — les
phénomènes cholériques se déclarent au plus haut
degré après la disparition de l'accès fébrile, le 11 il
avait réclamé de nourriture, — soupe — et le 12, les
signes alarmans du choléra au plus haut degré se
déclarent encore, — forte cardialgie, — sangsues à
l'épigastre n° 16, lavement laudanisé, - liniment
hongrois, — jalep laudanisé et éthéré, — pilules

d'opium composées n° 4, — le 13 fumigations alcooliques, — potion effervescente de Rivière avec laudanum dix gouttes, — onguent mercuriel une once
en deux frictions , sinapismes n° 6, — congestion
cérébrale, — mort à une heure du matin le 15.

4ᵐᵉ OBSERVATION. — P. B..., âgé de 28 ans,
infirmier à la salle n° 3, — deux heures du matin,
14 septembre.

Symptômes. — Troisième période dans toute sa
force.

Traitement. — Cet homme croyant à l'empoisonnement, resta depuis deux heures du matin jusqu'à
six heures dans son lit sans se plaindre, — lavement
laudanisé demi-gros , — sinapismes n° 6, — fumigations alcooliques, — limonade froide, — légère
réaction, — frictions mercurielles une once en deux
fois, — potion effervescente de Rivière, — infusion
aromatique six onces, — asphyxie, — mort le 14 à
neuf heures du soir.

5ᵐᵉ OBSERVATION. — A. G..., cultivateur, âgé
de 20 ans, 8 septembre, venu du n° 30 de la deuxième salle, — invasion le 21 septembre.

Symptômes. — Troisième période, forte cyanose
et algide complète.

Traitement. — Fumigations alcooliques, — sinapismes n° 6, — pilules d'opium composées n° 4, — mixture antiseptique dix gouttes dans eau froide deux onces, — bonne réaction , — tisane acidulée froide, —
potion nitrée et laudanisée quinze gouttes, — demi-
lavement avec diascordium laudanisé, — sécrétions

urinaires, — la cyanose et l'algide disparaissent, réaction complète, — guérison le 26 septembre.

6me OBSERVATION. — A. V..., âgé de 32 ans, 15 septembre, invasion à six heures du soir.

Symptômes. — Ceux qu'on observe à la troisième période.

Traitement. — · Mixture antiseptique dix gouttes dans eau froide deux onces, — lavement laudanisé un gros , — frictions avec liniment hongrois, — sangsues à l'épigastre no 25, — cataplasme de farine de graines de lin sur l'abdomen , — potion nitrée vingt grains, — bonne réaction, — sécrétions urinaires abondantes, — guérison le 19.

7me OBSERVATION. — G... E., âgé de 40 ans, employé au chemin de fer; invasion à une heure du matin , entré le 16 septembre.

Symptômes. — Troisième période au dernier degré.

Traitement.— Sangsues no 30,— frictions avec le liniment hongrois, — fumigations permanentes alcooliques, flanelles trempées dans l'eau bouillante sinapisée aux extrémités, — point de réaction, — limonade froide, — potion nitrée et opiacée, — sinapismes no 6, un à la nuque, — fomentations d'eau froide acidulée sur le front — collapsus à l'encephale et asphyxie. — Mort le 15 à 8 heures du soir.

8me OBSERVATION. — L... M., âgée de 51 ans, rentrée à l'hôpital le 4 — atteinte du choléra dans la salle n° 1 le 21 septembre — elle était traitée précédemment d'une affection catharrale aiguë.

Symptômes. — Vomissemens fréquents avec les autres signes cholériques qui dénotent la troisième période.

Traitement. — Demi lavement laudanisé et étheré répété 3 fois, — frictions avec le liniment hongrois, — pilules d'opium composées n° 4, — sinapismes n. 4, — eau froide acidulée, — la diarrhée succède aux vomissemens, — mixture antiseptique 10 gouttes dans l'eau d'écorce d'orange amère 4 onces par cuillerées à bouche, — réaction incomplète, — urines commençantes, — la diarrhée cesse, — vesicatoire à l'épigastre saupoudré avec sulfate de quinine quantité suffisante , — bonne réaction — sécrétions urinaires, — julep gommé, — tisane gommée — guérison le 26.

9me OBSERVATION. — C... C., âgée de 22 ans, entrée à l'hôpital, salle n. 1, le 19 septembre, traitée pour une bronchite aiguë — invasion du choléra le 25 septembre à 4 heures du matin.

Symptômes. — Troisième période à 8 heures du matin, — coma, délire.

Traitement. — Fumigations alcooliques, — liniment hongrois, — eau acidulée froide à l'intérieur et application de compresses sur le front, — sangsues n° 15 à l'épigastre , — potion laudanisée et étherée, — bonne réaction, — urines abondantes; — le lendemain, disparition des phénomènes morbides — sinapismes ambulants n° 4 — la réaction continue — calme général — guérison le 26 au soir.

10ᵐᵉ OBSERVATION. — D... R., âgée de 18 ans, 17 septembre, 4 heures d'invasion, à 7 heures du matin.

Symptômes. — Tous les phénomènes les plus élevés de la troisième période.

Traitement. — Infusion aromatique laudanisée et étherée, — fumigations alcooliques, — sinapismes sous la plante des pieds et aux cuisses, — cataplasme sur l'abdomen arrosé avec liniment hongrois —· point de réaction, — collapsus — asphyxie.— morte à 7 heures du matin.

Ces quelques faits me paraissent suffisants pour établir la marche du choléra de cette année. Je pourrais en fournir un plus grand nombre, mais ce serait une répétition inutile. Je crois que le lecteur saura apprécier l'opportunité thérapeutique que j'ai suivie, d'après les altérations idiopathiques et symptomatiques, qu'on peut distinguer et apprécier dans le trouble général que présente toute l'économie, qui a été tout à coup frappée dans son ensemble. J'arrête donc là mes observations.

Il sera facile de se convaincre que cette année l'ataxie a été le résultat fréquent d'un état morbide cérébral sympathique, et que cette même ataxie, quoique paraissant marcher ensemble avec l'adynamie, a presque toujours présidé à la désorganisation animale, au plus haut degré des affections inflammatoires gastriques et muqueuses. En résumé, dans ce choléra, il y a eu constance d'irritation cérébrale au plus haut degré, à laquelle a toujours succédé une turpeur qui le caractérise.

Nécropsie.

—

Quelles ont été les observations des cadavres dans cette quatrième épidémie?

Moins de tâches violettes et jaunâtres que dans les choléras précédents.

Les artères plus gorgées de sang que les veines, et ramollissement des pilliers de la voûte. Un peu de sang dans les sinus. Les meninges présentant une injection plus prononcée, et épanchement sereux et sanguin dans les ventricules.

Le ventricule gauche du cœur vide et le gauche contenant des caillots informes. Le cœur hypertrophié.

La muqueuse gastrique constamment injectée, sèche et ecchymosée; des granulations dans le trajet des intestins — les intestins grêles injectés; leur tissu sous-muqueux étant d'une forte rougeur.

La vessie vide chez tous les cadavres.

Telles sont les remarques que nous a offertes la nécropsie, en tout à peu près semblables aux précédentes, dans les discussions desquelles je n'entrerai pas. J'en ai assez dit à ce sujet.

CONCLUSION.

Je crois avoir donné des explications suffisantes,
me basant sur l'histoire des quatre choléras que
nous avons parcouru, pour prouver qu'il est facile
d'arriver à obtenir un avantage réel, qu'on ne saurait trouver dans aucun cas des diverses épidémies.
C'est d'abord celui d'une bonne appréciation des
phénomènes qui dirige une thérapeutique raisonnée, et l'application de l'hygiène privée pour ren-
verser la prédisposition et la même concomittance.
Tous les malades étant affectés à peu près de la même manière, ils doivent donc subir aussi à peu près le
même traitement selon leur âge, leur sexe et leur
idiosyncrasie.

Les causes des épidémies en général, comme dans
celles-ci, proviennent des modifications de l'organisme,

La définition exacte du choléra asiatique est, selon
moi, une maladie qui sévit sur un grand nombre de
personnes accidentellement, par l'effet de causes
non inhérentes à la contrée qu'elles habitent (les

Indes orientales); et par un surcroît momentané
d'activité dans les causes morbifiques que ces mêmes contrées récèlent.

Nous voyons, par son importation, quoique le
miasme soit modifié par l'étendue de sa marche
du point de son départ aux extrémités de l'Europe,
que la maladie qui en résulte, n'offre chez certains sujets que des phénomènes légers, chez d'autres des phénomènes caractéristiques de la maladie, chez d'autres enfin des attaques foudroyantes.

Lorsqu'une épidémie règne dans un pays quelconque, je le rappelle ici, toutes les affections parti-
cipent plus ou moins de la maladie régnante. C'est
ainsi que ma clinique l'a constamment démontré
sur des sujets frappés dans les salles des fiévreux
dans les quatre époques, dont je fais ici l'histoire.
D'où on peut conclure que j'en ai tiré tous les coro-
laires suffisamment lumineux sur les causes et la
nature de cette cruelle épidémie.

Si je n'ai pas atteint ce but, et qu'on trouve que
je me flatte trop, du moins je crois avoir fourni des
données assez satisfaisantes pour un vieux praticien.

On dira encore un traité sur le choléra! mais on
ne saurait trop faire, s'il y a des choses insignifian-
tes, et une foule de répétitions qu'on a déjà remarqué dans d'autres qui ont écrit auparavant, n'y a-t-il
pas aussi un cadre, un système scientifique qui fait
la différence des uns aux autres, et qui lui donne
une importance méritoire auprès des hommes judicieux ?

Dans celui-ci, en fournissant un nombre suffisant
de faits, et les ayant groupés d'une manière claire,

explicite, sans fard, je les ai mis à la portée de tout le monde, des médecins comme de tous les hommes tant soit peu lettrés.

Loin de nous, les idées des épidemiologistes qui ne savent rien et n'apprennent rien. Hors les faits, la science devient insignifiante dans le cabinet!

N'avons-nous pas pour exemple la route tracée par Hypocrate, Baillon, Sidenham, Stoll, Heuxham, Pringle, Frik, Bissot, Serenne, Rœderer, Wagler, Saillant, Lefecq de la Clôture, quoiqu'ils se soient tous maintenus dans le vague des probabilités ; mais la science médicale était-elle alors ce qu'elle est aujourd'hui ? ne peut-on pas faire mieux que ces grands hommes ?

Une remarque très essentielle, c'est que cette épidémie de 1849, qui comme toutes les autres, a agi d'abord, chez les uns sur la peau, chez les autres sur les membranes muqueuses bronchiques et digestives, s'est fait sentir plus particulièrement sur le cerveau et ses annexes, l'action morbifique se manifestant sur un organe ou sur un autre, selon la prédisposition individuelle. Le choléra frappant tout à coup, chacun a été saisi par la peur, qui a causé une émigration considérable de sujets qui, quoique éloignés de cette prédisposition, y ont été soumis par l'effroi que leur a imprimé l'épidémie.

Dans le choléra sporadique, la peur ne dirige pas les phénomènes, les spectateurs et le malade ; la maladie est moins grave, par cela même, elle se guérit parfaitement avec les mêmes secours de l'art. Je puis attester par des exemples fournis dans les années entre 1837 à 1849, que parmi tous les cas, que j'ai eu à combattre à l'Hôtel-Dieu, je n'ai pas perdu un seul malade ; tous ont été guéris. (1)

On ne saurait trop répéter, que c'est toujours sur la peau et les organes des sens, ou les membranes muqueuses, digestives, pulmonaires, ou génitales, que les impressions de l'épidémie régnante se font d'abord sentir ; que c'est toujours aussi par le moyen des nerfs et des vaisseaux absorbans et exhalans, que cette impression se propage à l'un ou à l'autre, ou à plusieurs autres organes.

Delà, le praticien doit déduire quel est l'organe qui souffre le plus , par l'effet de la cause, y diriger son attention pathologique et ses moyens thérapeutiques : ces causes agissant chez les uns tout à coup, chez les autres peu à peu sur l'organe avec lequel elles ont le plus d'affinité, puisque tout est sympathique et relatif dans l'économie animale : toujours à raison de la disposition particulière de tel ou tel organe, et toujours par l'effet d'une révulsion salutaire. On doit voir que cette révulsion forme la base des divers traitemens , tout en ne négligeant pas de diriger les moyens de guérison sur les organes directement affectés. Mais, lorsque la foudre cholérique a frappé en masse toute l'économie, l'art devient inutile: c'est le rocher contre lequel vient se rompre la science. Il est donc inutile de présenter et d'espérer des spécifiques pour une maladie qui présente tant de variations; il n'en existe pas,

---

(1) Ces malades nous ont toujours été apportés de 3 à 4 lieues de distance de la ville, et des endroits qui sont encore marécageux.

si ce n'est dans l'application des moyens thérapeutiques qui sont déjà suffisants, d'après la vraie
opportunité qu'un médecin expérimenté peut ap-
porter dans la marche du choléra. Le sulfate de
quinine est-il un spécifique pour les fièvres intermittentes? Non, s'il est administré sans principes !
Alors il tue; et si au contraire, comme tous les
autres médicamens simples ou composés, un médecin instruit et expérimenté en use, il devient un
moyen propre à établir un plein succès par sa spé-
cialité anti-fébrifuge.

Les ressources thérapeutiques contre les diverses
périodes du choléra fourmillent déjà. On est sûr
de leur action, l'expérience a déjà constaté tous
les moyens plus ou moins actifs; en est-il un qui
puisse être préconisé comme spécifique? Ça ne
peut pas être, d'après mes observations, et ça n'exis-
tera jamais. En effet, je conclus qu'on doit traiter
les cholériques d'après les indications que l'état du
malade présente; et d'après les signes qui nous per-
mettent d'apprécier son état, on doit employer de
préférence telle ou telle préparation composée, telle
ou telle substance simple, dont l'action sur l'économie est reconnue plus ou moins efficace. Les seuls
spécifiques qui peuvent exister, selon moi, et je ne
crains pas d'être démenti, ne doivent et ne peuvent
consister que dans une prophilaxie bien raisonnée.
C'est ce que je me propose de traiter d'après ces
réflexions, et c'est ce qui concluera cet opuscule.

Il n'y a pour éteindre cette épidémie, et c'est ce
que j'ai déjà déclaré dans mes prolégomènes, que
les lumières de l'hygiène publique invoquées par

les gouvernemens réunis qui puissent débarrasser l'Europe de ce fléau qui menace de devenir endémique, ou en dessèchant les immenses marais des Indes Orientales par un congrès sanitaire, ou en formant des cordons établis autour des lieux infectés à une distance convenable pour empêcher toute communication d'hommes, en obligeant préalablement les habitans de ces lieux à quitter d'abord leurs demeures.

Avant de finir ces réflexions, je dois m'expliquer sur la contagion du choléra qui a été présentée par divers médecins. D'abord, à Arles nous avons prouvé péremptoirement qu'il n'y a jamais eu cette complication, quoique la maladie ait présenté les caractères de la fièvre typhoïde. Le choléra ne pourrait d'ailleurs devenir contagieux que par l'agglomération des malades; et il est prouvé que la mort est si prompte chez eux, que les sujets bientôt décimés par les décès et promptement ensevelis, préviennent l'agglomération en question, pendant tout le temps de la durée de l'épidémie. Les salles destinées spécialement aux cholériques sont ordinairement spacieuses, ce qui se trouve dans l'Hôtel-Dieu d'Arles, et bien aérées; les fumigations guittoniennes, et du chlorure de chaux ont été permanentes. Si elles ne sont jamais restées vides, du moins les malades sont éloignés les uns des autres; ils y sont en quelque sorte isolés. Aussi, puis-je constater que dans toutes les épidémies cholériques, je n'ai pas remarqué le moindre effet de la contagion attaché au typhus proprement dit. En ville, les cholériques sont isolés et l'émigration a toujours réduit les habitans à un bien petit nombre. Enfin, à tout prendre, il n'y aurait qu'une seule condition qui pourrait compliquer cette épidémie du typhus, ce serait celle, dont nous sommes à l'abri, qui se rencontrerait dans d'autres hôpitaux , dans d'autres localités où l'encombrement des malades se trouverait; mais çà ne saurait exister en quelle part que ce soit, parce qu'avec le degré élevé où notre civilisation est arrivée, par l'application des moyens hygiéniques bien dirigés d'après les ordres supérieurs, cette complication ne peut que disparaître, et n'est pas à craindre en France.

Sur une population affectée par l'épidémie cholérique, on remarque encore que la maladie tombe spécialement sur les sujets dont un ou plusieurs viscères sont aptes à recevoir l'influence des variations épidémiques, et reçoivent plus ou moins promptement ses effets.

Quoiqu'on ait observé un air de ressemblance qui frappe tous les habitans d'une ville, d'un village, et les terrorise, au point de prendre la fuite, il n'est pas moins vrai que cette ressemblance dépend tout à fait de l'action de l'influence qui en est la cause directe, selon l'idiosyncrasie de tel ou tel individu ; et cette même cause est modifiée plus ou moins, selon l'état des organes, chez tous les malades qui ont été soumis à son action. Il n'y a que le praticien qui puisse les reconnaître et les apprécier, malgré que tous portent le cachet de l'épidémie régnante, par la transmission du miasme.

Prophilaxie du Choléra.

—

Elle consiste dans les principes hygiéniques publics et privés.

Je laisse les principes d'hygiène publique à l'autorité locale, qui est assistée des membres composant son conseil sanitaire.

Je vais donc ici donner une analyse succincte de l'hygiène privée, en y traçant les règles relatives à l'homme en général, sous le point de vue des tempéramens; et y ajoutant l'usage externe de quelques préparations dont l'expérience m'a attesté l'efficacité; surtout {d'une qui m'a fait traverser, ainsi que ma famille et mes amis, les quatre époques que je viens de mentionner avec toute l'assurance attachée à son action antidote.

Hygiène privée.

PREMIÈRE PARTIE.

—

Principales Conditions.

Régime sévère et éloignement des causes susceptibles de déclarer le développement d'une épidémie qu'on redoute.

HABITATION. — On doit entretenir autour de soi un air pur, point d'encombrement de personnes dans une même habitation — renouvellement de l'air des appartements.

Vêtemens. — On se couvrira de vêtemens de laine, qu'on gardera pendant toute la durée de l'épidémie, serait-ce en été, le choléra agissant spécialement sur la peau.

Alimens. — Sobriété indispensable, en se couformant au régime alimentaire qui entretien une bonne santé, par des alimens de facile digestion ; point d'excès de vin, ni de liqueurs fermentées, point de fruits pas mûrs à bon marché.

Tempérance. — Point de veilles, ni de fatigues extrêmes, surtout une grande modération dans les passions.

Telles sont les conditions urgentes de l'hygiène privée.

‒‒‒‒◆‒◦◉◦‒◆‒‒‒‒

DEUXIÈME PARTIE.

—

Je conseille de faire un usage habituel de l'eau de seltz, de la limonade citrique froide dans la journée. Le soda-water est commode, il agit bien — l'oxicrat doit être aussi mis en usage — de temps à autre on peut prendre aussi, le matin à jeûn, un demi verre d'eau minérale de sedlitz factice.

C'est ainsi que les médecins ont préconisé parmi les substances simples, l'éther, le chloroforme, le camphre, l'alcali volatil, l'acide acétique par aspiration. Et parmi les substances composées les prépa-

rations d'opium, le calomel, les fumigations guittoniennes, et celles avec le chlorure de chaux, le
vinaigre aromatique à l'extérieur, même à l'intérieur.

Comme il vaut mieux dans tous les cas prévenir
l'attaque du choléra, que de le combattre sous
quelle période qu'il puisse se présenter, j'ai fortement travaillé à l'étudier, et j'ai cherché à arriver,
de mon côté, au résultat favorable d'annuler son action délétère en lui opposant un antidote. Je crois y
être parvenu par l'expérience, que je fais ressortir
par ma famille entière qui n'a jamais émigré sous
les quatre épidémies qui ont frappé la ville d'Arles;
par mes nombreux amis, par les employés en général de l'Hôtel-Dieu, jusqu'aux religieuses, et les
aumôniers; ainsi que toutes les personnes qui ont
mis à exécution mes avis, et mon antiseptique, que
j'ai ordonné dans ces derniers temps, à un grand
nombre de sujets qui m'ont donné leur confiance.

Je ne présente pas cette mixture comme spécifique du choléra, mais bien comme un moyen sûr,
uni à l'hygiène privée, dont il fait partie, pour
empêcher d'en être frappé ; prétendant qu'on
peut vivre au milieu de cette épidémie sans en être
atteint; ou du moins, ses effets sont tellement atté-
nués par son aspiration seule, que le moindre sudorifique peut suffire pour en faire disparaître les
prodromes.

Il est à la portée de tout âge et de tout sexe, dans
des proportions pour les enfans même, dont on
peut humecter les narines de temps en temps.

Dans un cas fortuit de prodromes bien déclarés, on

peut en toute sûreté en donner de 10 à 15 gouttes
à une grande personne et 5 gouttes à un enfant dans
2 onces d'eau froide, en se mettant de suite au lit,
avec des couvertures de laine. Ça suffit pour causer
une transpiration spontanée, et faire avorter
spontanément l'action éphémère du miasme.

J'ai poussé son expérience sudorifique chez des
malades à la première, à la seconde et à la troisième
période, qui m'a donné les plus satisfaisants résultats. Mais comme je ne veux pas reconnaître de
spécifiques en médecine, pas plus pour le choléra
que pour quel genre de maladie que ce soit, je ne
le conseille et ne le reconnais que comme un excel-
lent prophilatique qui, uni à l'hygiène privée,
satisfera le moral et l'état sanitaire de toutes les
personnes qui en voudront faire l'expérience. Non-
seulement il détruit l'effet du miasme, en s'immis-
çant à lui, mais il guérit de la peur, en relevant l'énergie vitale de toute l'économie, et a
l'avantage d'être aspiré avec plaisir et habitude.
Un flacon bouché à l'éméry, rend cet anti-septique
bien portatif, et bien commode.

Maintenant quelle en est sa composition ? la
voici : — c'est une mixture végétale spiritueuse,
saturée d'alcali volatil, quantité suffisante. Quel en
est l'effet sur l'économie ? En dégageant les parties
constituantes de l'air atmosphérique par l'aspiration,
elle lui donne, selon la force qu'on emploie par une
aspiration forte ou plusieurs aspirations ménagées
et successivement répétées, l'avantage de l'introduction dans l'acte respiratoire, de l'hydrogène, de
l'oxigène, de l'azote et du carbonne, formant l'en-

semble de son composé — moyen certain de modifier ou d'annuler l'air délétère, principale cause de l'action morbifique du choléra, et devient par cela même un véritable antidote du poison aériforme. On en peut faire un usage presque abusif par aspiration, qui suffit bien souvent pour obtenir même une réaction instantanée par la transpiration et les urines, sans avoir besoin d'un user à l'intérieur.

Quel est l'homme de l'art qui pourra consciencieusement rejeter ce médicament, et traiter cette méthode d'empirique? J'en appelle dans ce temps de terreur à la société entière; d'ailleurs je l'ai rendue officinale dans les localités où a régné le choléra, dans notre département.

Causa agritudinis reperta,
Facile reperitur medicina.

Cic.

TABLEAU DES CHOLÉRIQUES
CIVILS ET MILITAIRES

Traités à l'Hôtel-Dieu d'Arles, en 1849, à dater du 10 Septembre jusqu'au 25 octobre.

Dates.	Entrés Civils	Entrés Milit	guéris ou en conval.	MORTS.	Observations.
SEPTEMBRE 10	3	2	0	0	
— 11	0	1	0	2	
— 12	2	1	0	1	
— 13	1	1	1	2	Tous les malades tant civils que militaires ont été portés à l'hôpital atteints du choléra à la troisième période, en général.
— 14	1	1	1	2	
— 15	2	2	1	2	
— 16	2	0	2	2	
— 17	2	4	1	3	
— 18	2	3	0	0	
— 19	3	3	2	4	Le Château-d'Avignon où ont travaillé aux rizières, et la vallée des Baux où on creuse des canaux de dessèchement en ont fourni un grand nombre.
— 20	4	0	1	3	
— 21	2	0	1	2	
— 22	2	1	1	2	
— 24	2	2	3	2	
— 25	3	1	2	2	
— 26	3	0	1	2	
— 27	3	1	0	3	
— 28	1	2	0	1	La garnison du 32e de ligne, composée de 600 hommes, a été maltraitée, surtout les ateliers du dépôt situés sur les bords du Rhône.
— 29	2	1	0	0	
OCTOBRE 1	1	0	1	1	
— 2	1	2	2	2	
— 3	0	3	2	4	
— 4	3	1	2	2	
— 5	1	0	1	1	
— 6	1	1	1	0	
— 7	3	2	2	3	
— 8	3	0	2	3	
— 9	2	0	0	2	
— 10	0	1	0	1	
— 11	2	1	2	2	
— 12	3	0	1	1	
— 13	1	2	2	3	
— 14	0	1	1	0	
— 15	1	1	2	1	
— 16	0	1	2	0	
— 17	1	0	2	1	
— 18	1	0	3	0	
— 24	1	0	1	0	
— 25	1	0	6	0	
	66	39	49	56	

Comparaison des décès des quatre époques cholériques,

D'après les registres de l'Hôpital et ceux de l'état-civil.

1852.

Invasion du choléra épidémique le 17 septembre.
Période décroissante le........ 15 novembre.
Sa durée fut de deux mois environ.
Morts, 238 sur 3,000 habitans restés dans la ville.

1855.

Invasion de l'épidémie le.......... 16 juillet.
Période décroissante le........... 20 août.
Sa durée fut d'un mois environ.
Morts, 388 sur 2,000 habitans restés dans la ville.

Ce tableau montre la différence d'intensité des deux époques épidémiques ; ce qui rend raison que la dernière a présenté, en général, les phénomènes ataxo-adynamiques ou typhoïdes, qui l'ont rendue si meurtrière dans la saison chaude de l'année.

1857.

On ne tint pas compte des décès cholériqnes, la population entière étant restée calme, il n'y eut pas d'émigration.

1849.

Invasion de l'épidémie le....... 10 septembre.
Période décroissante le........ 10 octobre.
Sa durée a été d'un mois et demi.
Morts, 160 sur 10,000 habitants restés dans la ville.

RÉSUMÉ.

Je ne saurais trop répéter que les faits seuls basés sur l'observation de la nécropsie en rapport avec la semeiotique, qui est elle-même soutenue par l'exploration clinique, forment la base d'une théorie expérimentale et positive; sans cela, il n'y a qu'erreurs et controverses.

Je crois avoir suffisamment établi les règles physiologico-pathologiques applicables dans tous les temps et dans tous les lieux où l'épidémie cholérique viendrait à se déclarer. Car la nécropsie qui a rejeté une place spéciale à sa cause prochaine, sur tel ou tel appareil de l'organisme, a été parfaitement d'accord avec mes remarques pathognomoniques.

L'application des remèdes que j'ai indiqués pour combattre énergiquement l'effet du venin mystérieux, ne sont pas très nombreux ; ils sont efficaces

et ils doivent suffire. Est-il besoin d'un fatras phar-
macologique? L'essentiel est d'user d'abord des
préservatifs, et d'appliquer ensuite une médecine
agissante aux moindres signes avant-coureurs de
l'influence miasmatique ; la médecine expectante
étant une fante grave et irréparable. Chaque sujet
tant soit peu lettré peut donc être son médecin en
mettant à profit mes conseils.

Que le public, enfin, se pénètre bien de ces
vérités, — que cette épidémie est une maladie
comme une autre, ayant ses caractères spéciaux,
quoique dérivant d'une cause pestilentielle dans sa
marche et ses résultats. — Que l'empoisonnement
comme on a cherché à lui faire entendre, et qu'une
partie ignorante de la société l'entend, est une
franche duperie. — [Que cette épidémie qui a disparu
aujourd'hui de chez nous, peut reprendre demain
surtout si elle s'établissait en Europe comme la
fièvre noire dans le quinzième siècle qui la ravagea
pendant 17 ans. — Que toutes les fois que les forces
physiqnes et morales de la nature, chez un sujet
quelconque, ne correspondront pas aux efforts de
l'érudition des hommes de l'art, le malade périra,
et le médecin y trouvera l'écueil de sa science,
comme dans toutes les autres épidémies simples ou
pestilentielles.

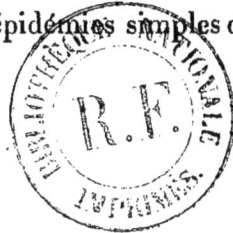

FIN.

ARLES, IMP. J. CERF, PLACE DU SAUVAGE, 7.

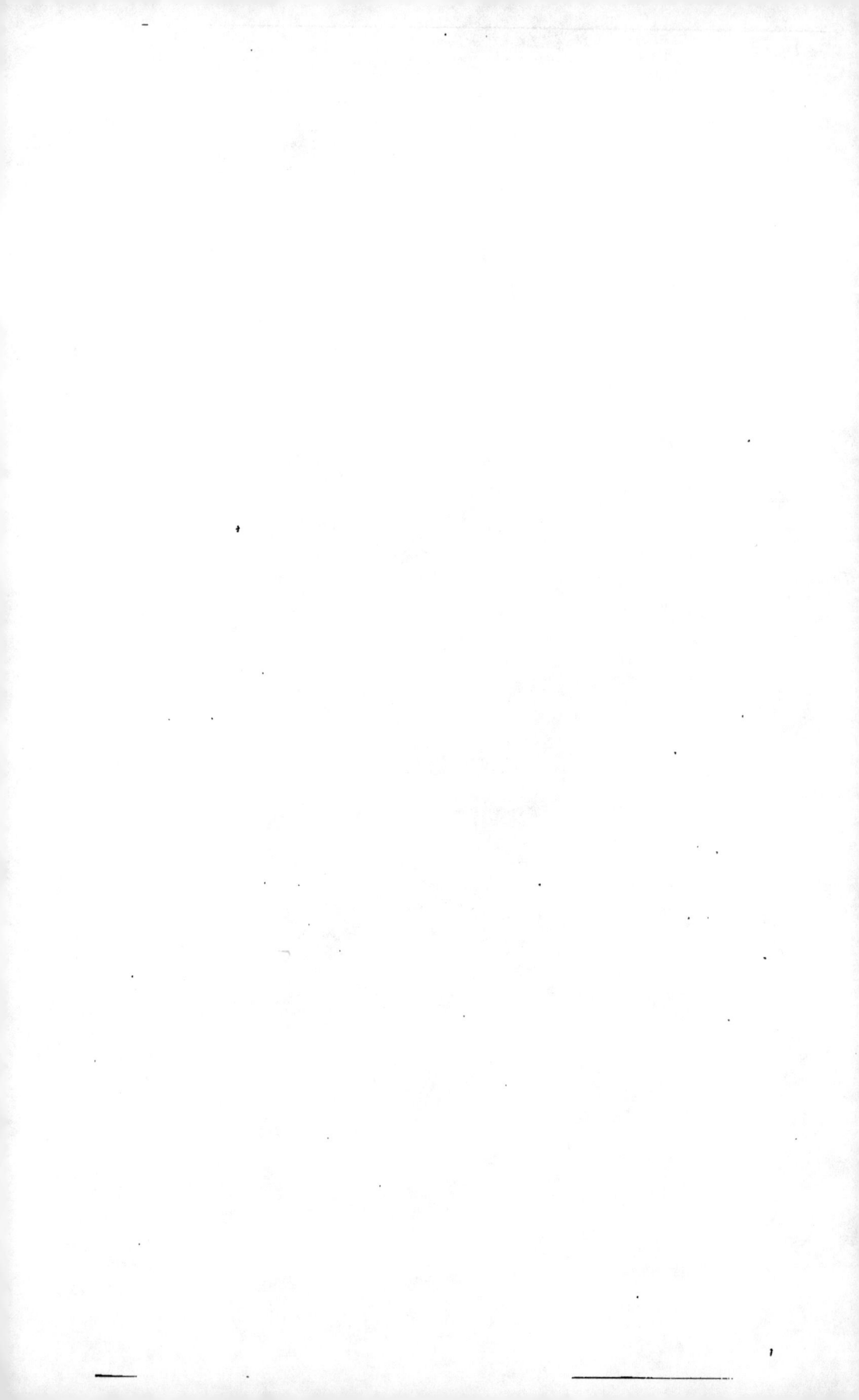

www.ingramcontent.com/pod-product-compliance
Lightning Source LLC
Chambersburg PA
CBHW062043200326
41519CB00017B/5126